Nireeksha Shetty
Prof Dr Mithra N. Hegde
Dr. Suchetha Kumari N.

Saliva - Um biomarcador

Nireeksha Shetty
Prof Dr Mithra N. Hegde
Dr. Suchetha Kumari N.

Saliva - Um biomarcador

ScienciaScripts

Imprint

Cover image: www.ingimage.com

This book is a translation from the original published under ISBN 978-620-2-05174-3.

Publisher:
Sciencia Scripts
is a trademark of
Dodo Books Indian Ocean Ltd. and OmniScriptum S.R.L publishing group

120 High Road, East Finchley, London, N2 9ED, United Kingdom
Str. Armeneasca 28/1, office 1, Chisinau MD-2012, Republic of Moldova, Europe
Printed at: see last page
ISBN: 978-620-7-63779-9

CONTEÚDO:

CAPÍTULO 1.

INTRODUÇÃO

A saliva não tem o drama do sangue, a emoção das lágrimas e a labuta do suor. Mas o facto é que ela é o elemento vital que sustenta a vida na cavidade oral

(Mandel,1980)

A saliva, uma mistura complexa e clara, clinicamente informativa, de vários electrólitos, substâncias orgânicas, proteínas, péptidos e polinucleótidos. Derivada da secreção das glândulas salivares, desempenha um papel importante na manutenção da saúde da cavidade oral e dos dentes, graças às suas propriedades antibacterianas, antifúngicas, lubrificantes, de manutenção do pH, de agregação, de eliminação e de manutenção da integridade da membrana mucosa[1] .

Cerca de 65% da saliva tem origem na glândula submandibular, 25% na parótida, 4% na sublingual e 8% noutras glândulas salivares[2] . É produzida em grandes volumes relativamente à massa da glândula salivar e é controlada extrinsecamente pela divisão parassimpática e simpática do sistema nervoso autónomo .[3]

A composição única da saliva abriu uma área promissora para a investigação. A era moderna do diagnóstico salivar remonta ao início dos anos 1900, quando Michael e Kirk avaliaram amostras de saliva para identificar biomarcadores de diagnóstico para reumatismo e gota[4, 5] .

O fluido oral multiconstituinte, que pode ser recolhido por meios não invasivos, tem a capacidade de refletir tanto as condições de saúde oral como sistémicas, pelo que constitui um biomarcador potencial. A saliva pode ser um potencial biomarcador de diagnóstico devido ao seu potencial de troca com substâncias no soro humano. Por meio de transporte ativo, difundem-se através da membrana celular ou por difusão passiva através de um gradiente de concentração. A fina camada de células epiteliais que separa o ducto salivar da circulação sistémica permite a transferência de substâncias para a saliva. A principal vantagem da saliva como meio de diagnóstico é a sua facilidade de amostragem, o facto de não ser invasiva e de eliminar o desconforto e a dor associados à colheita de sangue[6] .

De acordo com o Instituto Nacional de Saúde (NIH), um biomarcador mede e avalia objetivamente o processo microbiano normal, o processo patogénico ou as respostas farmacológicas à intervenção terapêutica. Assim, a compreensão e a avaliação de biomarcadores salivares são úteis para determinar a presença, a localização e a probabilidade de doença[7] . O potencial de um biomarcador salivar é avaliar o estado fisiológico, a morbilidade, o início e monitorizar o pós-tratamento na saúde oral e sistémica. Assim, devido ao potencial de monitorização da saúde sistémica e oral, com enormes valores translacionais, os biomarcadores salivares têm um grande impacto nos diagnósticos baseados na saliva[8] . Os conhecimentos sobre a fisiologia e a função salivares e o seu potencial são discutidos mais adiante.

MECANISMO DE FORMAÇÃO DA SALIVA E TRANSDUÇÃO DE SINAL

Mecanismo de formação da saliva

A unidade básica de construção das glândulas salivares é um aglomerado de células denominado ácinos, que segrega o fluido que segue para as condutas[9] . Na conduta, a composição do fluido deve-se principalmente a

- Reabsorção de sódio
- Potássio segregado
- Grande quantidade de bicarbonato segregado

O fluido passa por um pequeno ducto coletor e entra na cavidade oral como saliva[10] .

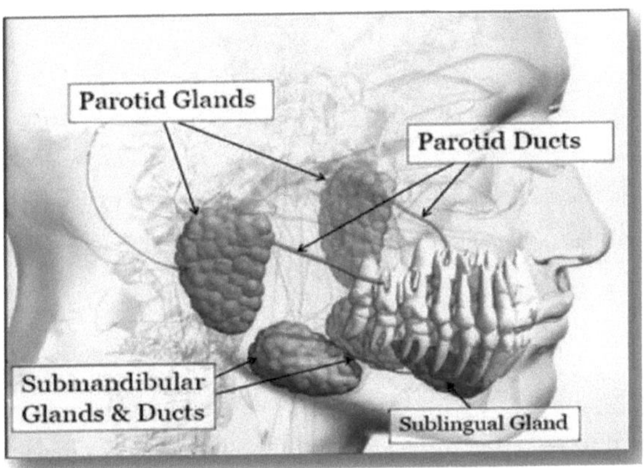

Foto de cortesia: Dr.Lynn Pierre, Glândulas salivares, Tratamento a céu aberto

Um conjunto de ácinos secretados está ligado a um sistema de ductos que se ramificam livremente. A cavidade central é rodeada por paredes de ácinos denominadas alvéolos. O espaço intercelular abre-se no alvéolo, o que marca o início do sistema de ductos.

Os 3 principais sistemas ductais são:

1. Ducto intercalado - constituído por epitélio cuboidal baixo
2. Ducto estriado - Células mais colunares
3. Ducto excretor - epitélio cuboidal com revestimento de epitélio escamoso estratificado.

As células secretoras das extremidades dos ácinos podem ser

Serosa -- Forma esférica rugosa disposta; Mucosa - Forma tubular com lúmen grande[11] .

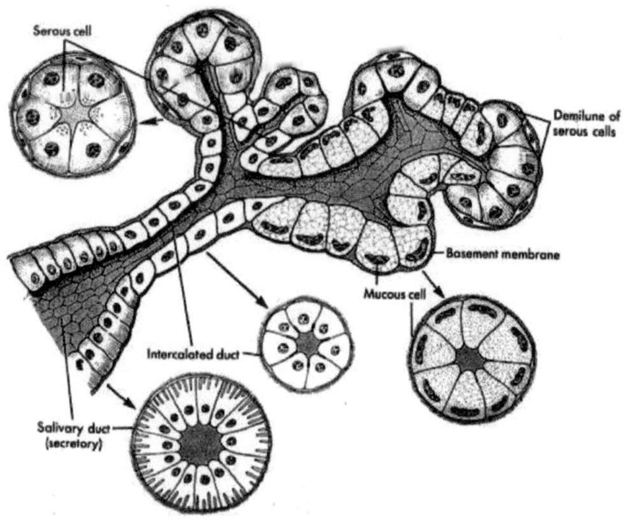

Fig: (Imagem retirada de: http://mcb.berkely.edu/courses/mcb136/topic/Gastrointestinal/Slideset2/Gl-2.pdf

O fluido é gerado pela síntese de proteínas e a secreção tem lugar na região acinar. Os aminoácidos entram nas células acinares por meio de transporte ativo. A maioria das proteínas armazenadas é libertada em resposta a um estímulo.

3 modelos descritos por Tunner et.al,1993

- Transporte ativo de aniões para o lúmen.
- Passagem de água de acordo com o gradiente do intersticial para o lúmen da saliva.

A ingestão de líquidos:

DE NATUREZA ISOTÓNICA **(DERIVADO DE VASCULATURA)**

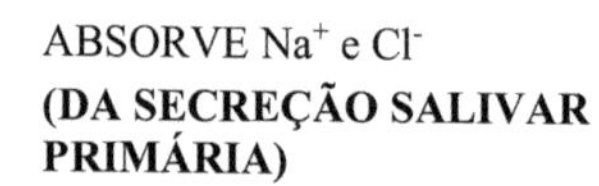
ABSORVE Na^+ e Cl^- **(DA SECREÇÃO SALIVAR PRIMÁRIA)**

SEGREDOS K^+ e HCO_3^- e proteínas

A secreção salivar final é a HIPOTÓNICA que é segregada na cavidade oral[13] .

TRANSDUÇÃO DE SINAL:

A secreção salivar, ou seja, elaborada no âmbito do sistema nervoso autónomo, é iniciada por um reflexo induzido por impulsos nervosos.

Os neurotransmissores libertados pelas terminações nervosas controlam a salivação, que é explicada em pormenor nos aspectos fisiológicos[14] . As hormonas não controlam as secreções salivares, mas sim os reflexos salivares que são provocados pelo local onde se encontra o alimento, pelo aroma ou pelo pensamento do alimento e pela presença de alimentos no canal alimentar .[15]

O sistema nervoso autónomo pode ser dividido em[16] :

1) Nervos parassimpáticos

2) Nervos simpáticos

NERVOS PARASSIMPÁTICOS:

É responsável pela secreção de água e electrólitos com algumas proteínas e é mais ativa durante o dia. Os nervos cranianos fornecem inervação parassimpática às glândulas salivares; estimula o fluxo salivar, reduzindo a acetilcolina.

O sistema nervoso parassimpático aumenta o fluxo salivar e as secreções enzimáticas :

❖ A saliva contém concentrações elevadas de Na^+ , Cl^- e uma concentração mais elevada de K^+ a taxas de fluxo elevadas. Há sempre menos tempo para reabsorção e secreção em caudais elevados.

❖ A saliva contém uma elevada concentração de Na^+ e Cl^- , enquanto a concentração de potássio está diminuída. Com um caudal baixo, há mais tempo para a secreção e reabsorção.

❖ Quando as glândulas salivares são estimuladas pelo sistema nervoso parassimpático, o fluxo salivar aumenta. Assim, a concentração de HCO_3^- durante o aumento do fluxo salivar.

NERVOS SIMPÁTICOS:

É principalmente responsável pela secreção de proteínas acompanhada de exocitose nas células acinares. A produção de saliva, predominantemente muco mais espesso, é produzida principalmente pelas glândulas sublinguais e parcialmente pelas glândulas submandibulares. Afecta indiretamente as secreções das glândulas salivares através da inervação dos vasos sanguíneos que irrigam as glândulas.

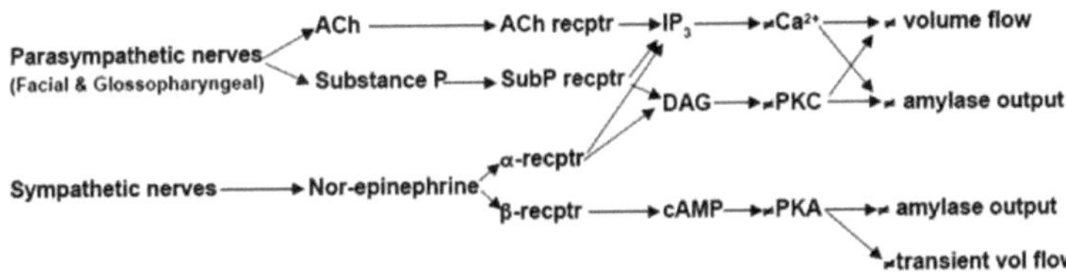

Bradykinin: powerful vasodilator (local effect)
Stimulated glands release kallikrein (protease) which acts on plasma kininogen to form 9 AA bradykinin

O aumento da secreção das glândulas salivares deve-se a estímulos parassimpáticos e simpáticos.

❖ A saliva serosa e a saliva mucosa são produzidas em resposta aos nervos de controlo.

❖ A contração mioepitelial leva à formação de secreções nos ductos, que é mediada pela estimulação nervosa simpática e parassimpática.

A lisil-bradiquinina provoca a vasodilatação dos vasos sanguíneos das glândulas salivares, aumentando assim o fluxo sanguíneo para os acinares e a produção de saliva.

PRODUÇÃO FISIOLÓGICA DE SALIVA:

A saliva primária, de natureza isotónica, é produzida por ácinos secretores no sistema de ductos e é depois modificada pela reabsorção selectiva de Na^+ , Cl^- juntamente com a secreção de K^+ e HCO_3^- .

2. Fases de formação da saliva:

1. Fase de formação inicial: os ácinos produzem uma secreção primária que contém ptialina e/ou muco numa solução de iões semelhante à do plasma.

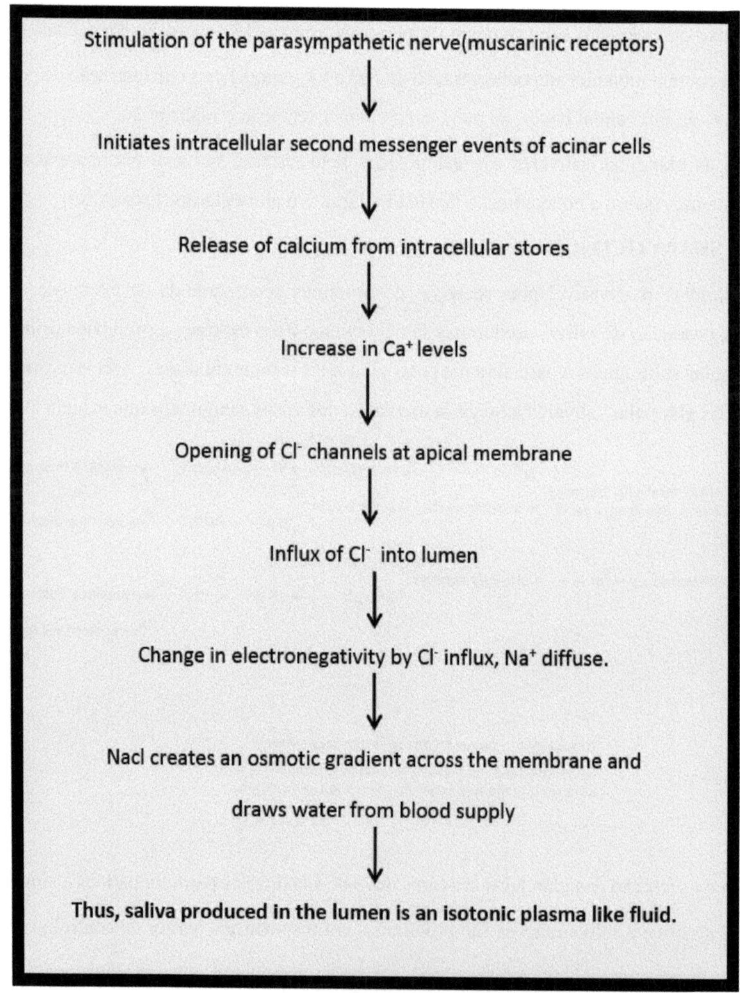

2. **A fase de modificação ocorre** quando a secreção primária flui através dos canais e a composição iónica da saliva é modificada.

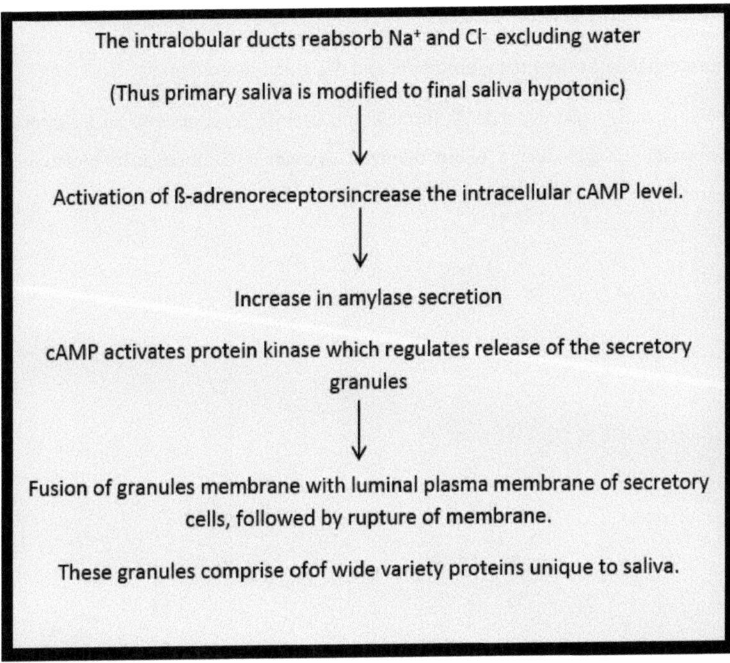

INERVAÇÃO DAS GLÂNDULAS PELOS NERVOS[17] :

A formação de saliva depende da intensidade do estímulo aplicado, que é unilateral e induz a salivação ipsilateral.

❖ Um sistema de portal é constituído por 2 redes capilares em série:

1) Rede densa com condutas

2) Peça terminal dos ácinos que fornece um rico suprimento de sangue às glândulas salivares.

O fluido tem origem nos capilares e no fluido intersticial, pelo que este tipo único de disposição é importante.

❖ A estimulação parassimpática das glândulas pode facilmente ultrapassar o tónus vasoconstritor simpático, provocando uma vasodilatação e um aumento do fluxo sanguíneo. Isto leva a um aumento da secreção de saliva da glândula.

❖ As fibras parassimpáticas dos nervos facial e glossofaríngeo, juntamente com as fibras simpáticas, seguem os vasos sanguíneos até às glândulas para produzir saliva.

- ❖ Ambos os tipos de sistema nervoso autónomo provocam a salivação na boca através da ativação de receptores específicos da membrana da superfície celular na peça terminal secretora ricamente inervada e no tecido das glândulas ductais.
- ❖ A via parassimpática fornece o controlo principal das glândulas salivares.
- ❖ A formação de saliva não depende da filtração por pressão, mas deve-se ao transporte ativo de solutos pelo tecido da glândula e a um aumento dramático da renovação metabólica quando estimulada.

CAPÍTULO 2

COMPOSIÇÃO DA SALIVA

A saliva é um fluido diluído que é composto por mais de 99% de água. Cada componente salivar desempenha uma função única, considerada principalmente como componente essencial do processo digestivo, decomposição de lípidos, amidos através de enzimas endógenas, hormonas e proteínas, formando assim uma mistura básica de componentes orgânicos e inorgânicos[18] .

EDGAR[11] (1992) fez uma revisão da secreção salivar, da sua composição e das suas funções, elaborou a fisiologia do processo de secreção, o controlo reflexo do fluxo de saliva, a composição do fluido, os factores que afectam a sua composição e as funções dos componentes orgânicos e inorgânicos.

MANDREL[20] (1989) discutiu numa revisão o papel da saliva na manutenção da homeostase oral. Discutiu a composição e função salivar numa perspetiva ampla, relacionando-as com preocupações clínicas e investigação atual, compreendendo o papel da saliva na manutenção da saúde, bem como a sua relação com as doenças orais.

Os componentes da saliva podem ser classificados em termos gerais como[20] :

❖ CONSTITUINTES ORGÂNICOS :

A. COMPONENTE ORGÂNICO NÃO PROTEICO

I. UREA

II. ÁCIDO ÚRICO

III. CARBOIDRATOS

IV. LIPÍDEOS

V. GLUCOSE

VI. AMINOÁCIDOS LIVRES

B. COMPONENTE ORGÂNICO DAS PROTEÍNAS

I. IMUNOGLOBULINAS SALIVARES

- ✓IgA
- ✓IgG
- ✓IgM

II. ENZIMAS SALIVARES

- ✓ALFA-AMILASE

III. MUCINA

- ✓MG1

✓MG2

IV. GLICOPROTEÍNA SALIVAR

✓ESTÁTUA

✓PROTEÍNAS RICAS EM PROLINA

✓AGGLUTIN

✓LYSOZYME

✓LACTOFERRINA

✓SISTEMA DE PEROXIDASE SALIVAR

✓HISTATINS

✓CATELICIDINA

✓DEFENSINA

✓CISTÓNICOS

COMPONENTES INORGÂNICOS:

I. MICRONUTRIENTES <100mg

II. MACRONUTRIENTES > 100 mg

FUNÇÕES DA SALIVA[21] :

Fluido/ lubrificante	**Reveste a mucosa e ajuda a proteger contra as irritações mecânicas, térmicas e químicas.** **Ajuda a facilitar o fluxo de ar, a fala e a deglutição.**
Reservatório de iões	A solução supersaturada com iões facilita a remineralização dos dentes.
Tampão	Ajuda a neutralizar o pH da placa bacteriana depois de comer, reduzindo assim o tempo de desmineralização.
Limpeza	Limpa os alimentos e ajuda a engolir
Ação antimicrobiana	Mecanismos antimicrobianos específicos (por exemplo, IgA) e não específicos (por exemplo, lisozima), lactoferrina e sialoperoxidase, ajudam a controlar a microflora oral.
Aglutinação	Agregação e eliminação acelerada de células bacterianas.
Formação de películas	Barreira protetora de difusão formada no esmalte a partir de proteínas salivares.
Digestão	Devido à presença de enzimas amilase, os restos de alimentos ricos em amido são decompostos.
Gosto	A saliva actua como um solvente, permitindo assim a interação dos alimentos com as papilas gustativas para facilitar o paladar.
Excreção	Como a cavidade oral é tecnicamente exterior ao corpo, as substâncias segregadas na saliva são excretadas.

Balanço hídrico	Balanço hídrico em condições de desidratação, o fluxo salivar é reduzido, a secura da boca e as informações dos osmorreceptores são traduzidas numa diminuição da produção de urina e num aumento do consumo de água (integrado no hipotálamo)

PROPRIEDADES DA SALIVA[11] :

1. LUBRIFICAÇÃO:

✓Uma das principais funções da saliva é fornecer moléculas lubrificantes, para revestir os alimentos e também os tecidos duros e moles da cavidade oral.

✓A lubrificação permite que os alimentos viajem através do sistema digestivo com o mínimo de fricção.

✓Sem lubrificação, os alimentos ficam retidos à volta dos dentes, o que torna a alimentação difícil e desagradável, aumentando também a formação de placa bacteriana.

2. MANUTENÇÃO DA INTIGRIDADE DA MEMBRANA MUCOSA:

✓As mucinas presentes na saliva actuam como materiais naturais de impermeabilização devido às suas propriedades reológicas como a baixa solubilidade, a elevada viscosidade, a elasticidade e a adesividade.

✓Ajudam a manter os tecidos orais num estado hidratado e protegem as células subjacentes das alterações da pressão osmótica.

✓O revestimento de mucina é fisicamente protetor, ajuda a controlar a permeabilidade da membrana mucosa.

3. REPARAÇÃO DE TECIDOS MOLES:

✓Pensa-se que o fator de crescimento epidérmico presente na saliva é importante na cicatrização acelerada de lesões cutâneas.

✓A aplicação tópica do fator de crescimento epidérmico acelera a regeneração epidérmica de lesões na derme média.

4. MANUTENÇÃO DO EQUILÍBRIO ECOLÓGICO:

✓Colonização de superfícies de tecidos, ou seja, permitindo a adesão de bactérias.

✓Interfere também no processo do sistema de defesa salivar, melhorando a depuração bacteriana, o funcionamento mecânico imunológico e não imunológico.

5. DILUIÇÃO E ELIMINAÇÃO:

✓É o efeito do teor de água da saliva que provoca a diluição das substâncias introduzidas na boca.

✓Os sólidos são primeiro dissolvidos e depois diluídos à medida que a saliva flui para a boca.

✓Após a deglutição dos alimentos, os resíduos são eliminados pelo fluxo contínuo de saliva não estimulada.

6. AGREGAÇÃO:

✓A saliva tem a capacidade de interferir na aderência bacteriana em função das interacções moleculares

✓O sistema IgA tem a capacidade de inibir a fixação bacteriana.

✓Williams e gibbons demonstraram que as estirpes de *S.salivarius* que eram aglutinadas por IgA secretora não aderiam às células epiteliais bucais humanas.

✓Estes estudos mostraram que a secreção de IgA na saliva inibe a aderência de organismos cariogénicos e ajuda na proteção significativa contra a cárie.

7. ACTIVIDADE ANTIFÚNGICA:

✓A saliva da parótida apresenta uma capacidade antifúngica que reflecte as propriedades dos péptidos de histidina neutros e básicos.

✓Pollock et al. demonstraram que os péptidos básicos podem causar uma perda de viabilidade >99% da *Candida albicans* a níveis de 25mg/dl.

✓Oppenheim et al demonstraram que o péptido neutro rico em histidina era um potente inibidor da *C. albicans* a níveis tão baixos como 2 mm/ml.

8. ACTIVIDADE ANTIVIRAL:

✓Os anticorpos da mucosa oral provaram ser eficazes contra o rinovírus e o poliovírus e podem ajudar a inibir a transmissão do vírus da imunodeficiência humana (VIH) através da saliva.

✓As mucinas salivares têm a capacidade de neutralizar o vírus do herpes simplex.

9. MANUTENÇÃO DO pH:

✓A saliva ajuda a manter um pH relativamente neutro na boca.

✓Na placa bacteriana, onde os ácidos são produzidos pelos resíduos metabólicos das bactérias que utilizam os hidratos de carbono como energia, a saliva ajuda a regular o pH de várias formas.

✓Os tampões de bicarbonato, fosfato e péptidos ricos em histidina ajudam a manter o pH após a difusão na placa.

✓A ureia da saliva é convertida pela urease bacteriana em amoníaco, que pode neutralizar o ácido.

✓Os aminoácidos e os péptidos podem ser descarboxilados para formar monoaminas e poliaminas, arginina e péptidos de arginina que podem formar amoníaco, elevando assim o pH da placa.

✓O pH da saliva estimulada situa-se maioritariamente num intervalo estreito em torno do valor de 7,4, enquanto o pH da saliva não estimulada apresenta uma maior variabilidade que pode ser importante para a secreção salivar de ácidos fracos e compostos básicos.

10. MANUTENÇÃO DA INTEGRIDADE DOS DENTES:

✓O fluxo físico de saliva com atividade muscular ajuda a eliminar os açúcares em solução e os restos de hidratos de carbono.

✓Pequena diminuição da taxa de fluxo salivar em repouso e grande prolongamento do tempo de depuração do açúcar, sendo assim um fator importante na cárie destrutiva.

✓Embora a coroa do dente esteja completamente formada morfologicamente quando erupciona, ela está incompletamente cristalográfica. A interação com a saliva proporciona uma maturação pós-eruptiva através da difusão de iões como o cálcio, fosfatos, magnésio, fluoretos e outros oligoelementos.

✓Assim, aumenta a dureza, diminui a permeabilidade e aumenta a resistência à cárie.

CAPÍTULO 3

CAUDAL DE SALIVA:

A taxa de fluxo salivar varia de um indivíduo para outro. É controlado pelo centro salivar composto por núcleos na medula, os três factores que desencadeiam esta secreção são mecânicos, gustativos e olfactivos. Outros factores incluem a dor, determinado tipo de medicação ou outras doenças locais/sistémicas que afectam a glândula.

As secreções salivares podem ser saliva total, saliva não estimulada, saliva estimulada e saliva de glândulas salivares individuais.

A saliva é considerada como saliva total e saliva específica da glândula. A saliva total é a maior parte e é composta por secreções de 3 glândulas salivares principais (Fig. 1), enquanto que a saliva específica da glândula se refere às secreções de glândulas salivares individuais.

A saliva total refere-se à mistura complexa de conteúdos salivares que incluem saliva não estimulada, saliva estimulada, fluido crevicular gengival, bactérias não aderentes e restos de comida[21] .

O fluxo diário de saliva total é de 500 ml a 1,5 ml. A saliva não estimulada refere-se à taxa de fluxo salivar basal que está presente na cavidade oral ao longo do dia. O intervalo aceite de fluxo normal para a saliva não estimulada é superior a 0,1 ml[11] . Qualquer fluxo não estimulado inferior a 0,1mL/min é considerado hipofunção[23] .

Fator que afecta a secreção de saliva estimulada e não estimulada[23] :

Fluxo salivar não estimulado:

Factores primários:
- Grau de hidratação
- Posição do corpo
- Ritmo circadiano
- Ritmos circanuais
- Exercício e stress
- Drogas

Factores secundários:
- Género
- Idade
- Peso corporal
- Tamanho da glândula
- Factores psicológicos: pensamento sobre a comida
  • Apetite
  • Stress mental

Fluxo salivar estimulado:

❖ Natureza do estímulo: mecânico, gustativo, olfativo
❖ Tamanho da glândula
❖ Reflexo de vómito / vómito
❖ Estimulação unilateral
❖ Ingestão de alimentos
❖ Fumar

A saliva estimulada representa a secreção durante o estímulo fisiológico. O fluxo salivar mínimo estimulado é de até 0,2 ml/min. O fluxo não estimulado é de 0,3 ml/min, sendo o total médio durante 16 horas de 300 ml. A saliva estimulada contribui com 80% a 90% da produção salivar média diária[21]
.

A taxa de fluxo salivar tem refluxos diários e anuais e picos de fluxo. O fluxo circadiano (diário) ocorre durante o sono e o fluxo elevado (pico) durante a estimulação elevada. O fluxo circadiano (anual) baixo ocorre durante o verão e o fluxo máximo no inverno. O efeito destes ritmos circadianos de fluxo não é apenas no fluxo, mas também na composição salivar, incluindo electrólitos e proteínas [23,24]

O fluxo salivar varia ao longo da boca. O fluxo salivar intra-oral tem uma variação regional, sendo a parte anterior do maxilar e a região interproximal os locais de menor fluxo e a área lingual da mandíbula o local de maior fluxo[2] . As áreas de regiões de maior e menor fluxo de volume salivar são designadas por auto-estradas e auto-estradas salivares[25] .

Vias salivares: áreas onde os subprodutos ácidos permanecem durante mais tempo em contacto com as estruturas orais, a menos que sejam limpos mecanicamente.

Por exemplo;

Saliva parotídea: contém amilase, proteínas ricas em prolina, aglutininas, uma quantidade mínima de cistatinas, lisozimas e glicoproteínas. Assim, as aglutininas salivares apresentam contagens mais elevadas devido à sua proximidade do ducto parotídeo.

Saliva Submandibular: Maior quantidade de cistatinas, Mucinas (MG1), alta concentração de amilase.

Saliva sublingual: Contribui para uma quantidade elevada de mucinas (MG1 e MG2) e lisozimas[26] . Uma pequena quantidade de saliva (0,8 ml) permanece na boca após a deglutição, denominada volume residual[2] .

Tabela 1: Taxas de fluxo da saliva da boca inteira e da saliva glandular com e sem estimulação (Pijpe et al)[27]

ORIGEM DA SALIVA	NÃO ESTIMULADA(ml/min)	ESTIMULADA(ml/min)
Saliva de toda a boca	0.35	2.0
Glândulas parótidas	0.1	1.05
Submandibular/sublingual	0.24	0.92
Glândulas salivares menores	<0.05	<0.1

Este gráfico explica a contribuição das diferentes glândulas salivares durante o fluxo não estimulado e estimulado:

UNSTIMULATED FLOW

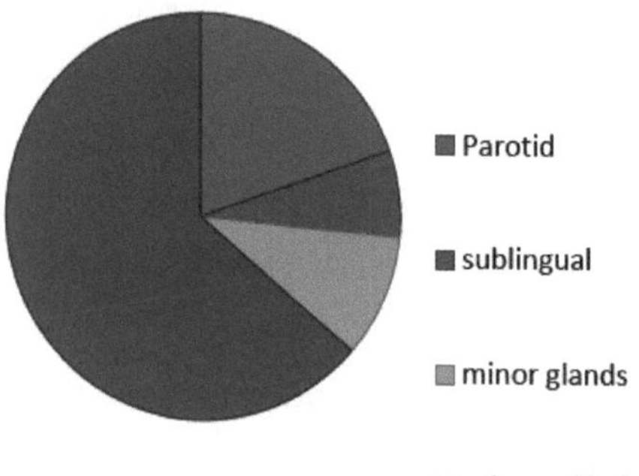

STIMULATED FLOW

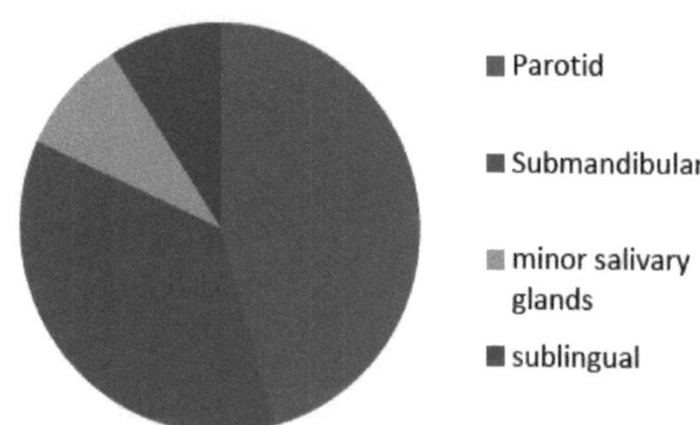

TAXAS DE FLUXO DE SALIVA DE INDIVÍDUOS SAUDÁVEIS: (DADOS DE REVISÃO)

AUTOR(es)	TAXA DE FLUXO		ASSUNTOS		ESTÍMULO
	UNSTIM	STIM	IDADE	SEXO	
Navazesh e (1982)	**0.50**	**2.38**	**18-32**	M+F	**Mastigação (20min)**
Christensen		**2.64**			**2% de ácido cítrico**
Shern et al(1990)	**0.50**	**1.50**	**21-58**	M+F	**2% de ácido cítrico**
Denny et.al(1991)	**0.38**	**0.90**	**18-53**	M+F	**Mastigação(45min)**
Navazesh et al(1996)	**0.38**	**1.35**	**23-75**	M+F	**Mastigação(45min)**
Bardow et al.(2000)	**0.49**	**1.57**	**25-30**	M+F	**Mastigação45min)**
Won et al(2001)	**0.44**	-	**23-28**	**M**	-
Lee et.al(2002)	**0.43**	-	**24-63**	M+F	-
Marton et al(2004)	**0.36**	-	**Idosos**	M+F	-
Gotoh et.al(2005)	**0.23**	**2.06**	**Jovem**	F	**Mastigação(45min)**

Eliasson et al(2006)	**0.4**	**2.1**	**20-64**	**M**	**Mastigação(45min)**
Inoue et.al(2006)	**0.50**	**-**	**20-31**	**M**	**-**
Marton et.al(2006)	**0.37**	**-**	**32-76**	**M+F**	**-**
Pijepe et.al(2007)	**0.33**	**-**	**23-58**	**M+F**	**-**

Unstim, não estimulado; Stim, estimulado; M, masculino; F, feminino.

CAPÍTULO 4

MÉTODOS DE RECOLHA DE SALIVA[28]

O valor da saliva como material de diagnóstico tem sido cada vez mais reconhecido, pelo que a recolha de saliva é um procedimento importante que necessita de normalização e precisão.

CONSIDERAÇÕES GERAIS SOBRE A RECOLHA DE SALIVA:

As variações constantes no fluxo condicionado e incondicional de saliva são muito importantes para a recolha de saliva.

- ❖ Entre os factores que afectam a recolha de saliva, o momento da recolha e a duração da mesma são consideráveis.
- ❖ Períodos de recolha muito curtos (<1 min) e muito longos (>1 min) tendem a afetar invariavelmente os valores do caudal salivar.
- ❖ Durante os primeiros minutos de recolha, a glândula parótida esquerda pode produzir mais saliva do que a glândula parótida direita, mas na parte restante do período de recolha (ou seja, 10 minutos), esta diferença desaparece.
- ❖ Para uma monitorização fiável da potência funcional salivar, deve ser monitorizada tanto a saliva estimulada como a não estimulada.
- ❖ O doente deve ser aconselhado a abster-se de comer e beber pelo menos 90 minutos antes da sessão de teste e a evitar movimentos orais e deglutição durante a colheita.
- ❖ Para minimizar a variação diurna, é sempre aconselhável recolher amostras de saliva subsequentes no mesmo doente, à mesma hora do dia.
- ❖ Registar sempre a temperatura ambiente durante a recolha de saliva, uma vez que esta afecta as taxas de fluxo salivar.

PROPOSTA DE RECOLHA NORMALIZADA DE SALIVA TOTAL E GLANDULAR

- ❖ Colher a saliva sempre à mesma hora do dia, de preferência entre as 9.00 e as 11.00 horas
- ❖ Abster-se de comer pelo menos 90 minutos antes da colheita
- ❖ Parar os medicamentos que afectam a secreção salivar durante pelo menos 1 dia
- ❖ Enxaguar a boca com água desionizada antes da colheita para esvaziar a boca de saliva
- ❖ Recolher a saliva durante 10 minutos

MÉTODOS DE RECOLHA DE SALIVA[28] :

Colheita de saliva não estimulada

1. MÉTODO DA CUSPIDELA
2. MÉTODO DE DRENAGEM
3. MÉTODO DE SUCÇÃO
4. MÉTODO DO ESFREGAÇO (ABSORVENTE)

(DISPOSITIVOS DE SALIVAÇÃO DE CORTISOL)

Recolha estimulada de saliva

1. MÉTODO MASTIGATÓRIO
2. MÉTODO GUSTATIVO

RECOLHA DE SALIVA DE GLÂNDULAS INDIVIDUAIS

- GLÂNDULA PARÓTIDA
- GLÂNDULA SUBMANDIBULAR/SUBLINGUAL
- GLÂNDULAS SALIVARES MENORES

Colheita de saliva não estimulada

MÉTODO DA CUSPIDELA:

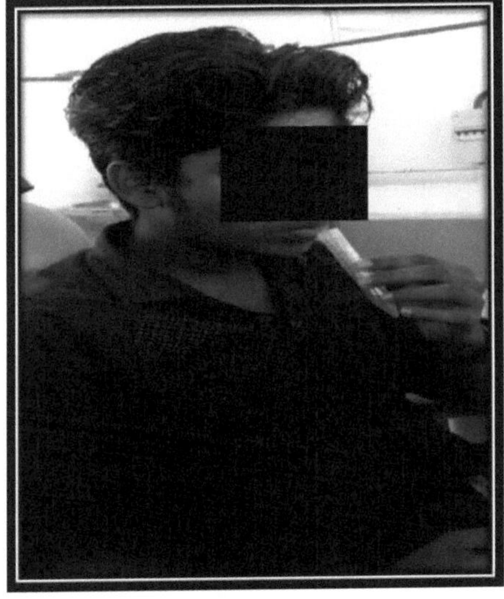

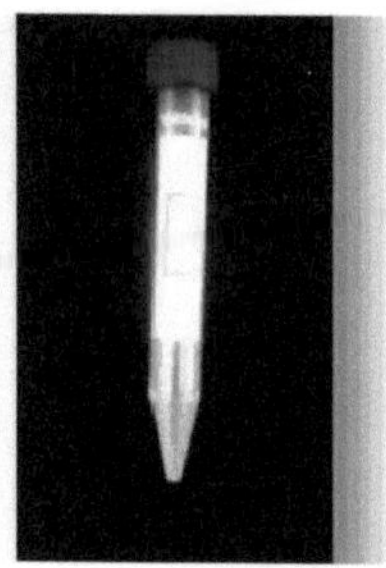

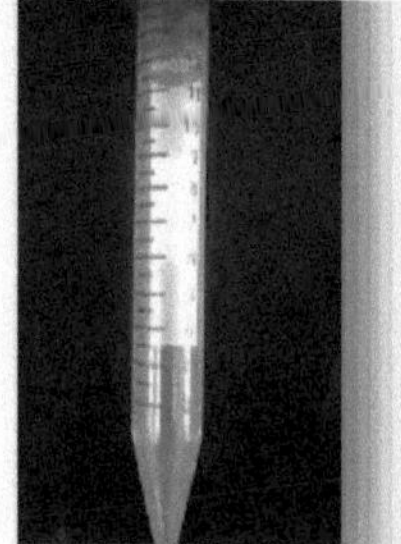

TUBO DE RECOLHA DE SALIVA TARSONS

❖ A saliva acumulada no pavimento da boca é cuspida para o tubo graduado pré-pesado de 60 em 60 segundos quando o doente sente vontade de engolir.

❖ No caso da saliva não estimulada, há que ter em conta que mesmo o ato de cuspir tem um efeito estimulante no fluxo salivar. Assim, para evitar a evaporação da saliva, é preferível o método de drenagem.

❖ Para a recolha de saliva estimulada, o doente é instruído a mastigar parafina ou um pedaço de cera de parafina, após o que lhe é pedido que cuspa no copo do tubo de ensaio.

MÉTODO DE DRENAGEM:

- A saliva é pingada para um tubo de ensaio graduado/pesado previamente. A quantidade de saliva é determinada por pesagem/ou leitura da balança no tubo de ensaio graduado.

MÉTODO DE ASPIRAÇÃO:

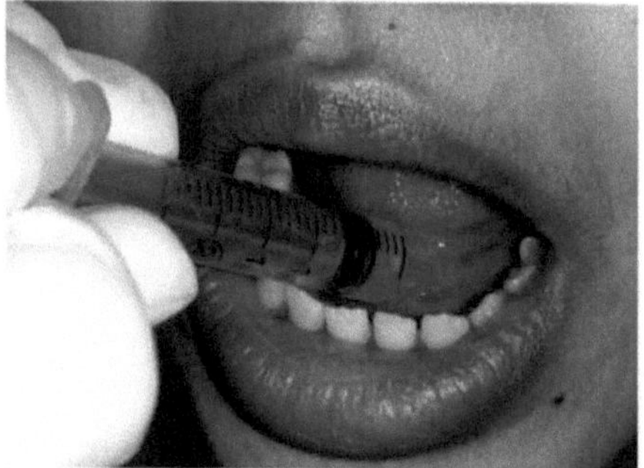

Este método é utilizado para recolher saliva do pavimento da boca através de um ejetor/aspirador de saliva, sendo a quantidade de saliva lida por pesagem ou a partir do tubo.

MÉTODO DE ABSORÇÃO/ESFREGAÇO:

❖ Neste método, a saliva é recolhida através de uma zaragatoa previamente pesada, uma esponja de gaze em forma de rolo de algodão colocada no orifício das glândulas salivares principais, que é posteriormente pesada de novo no final do período de recolha.

❖ Os doentes são convidados a não ingerir líquidos/alimentos durante as 2 horas que antecedem o teste. O método absorvente disponível no mercado para a recolha de saliva é o ***Sarstedt Cortisol Salivette Device.***

Dispositivo Sarstedt Cortisol Salivette:

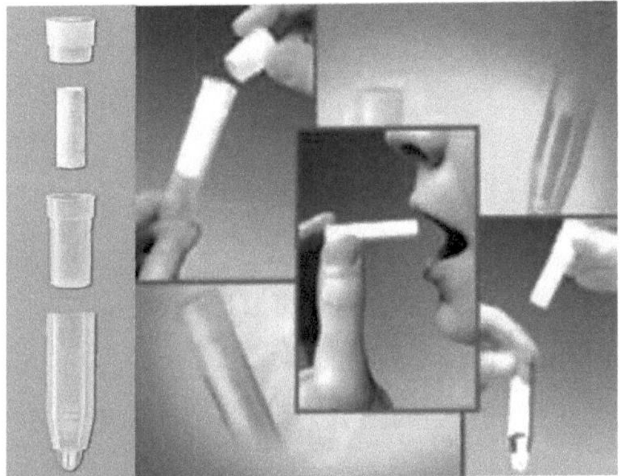

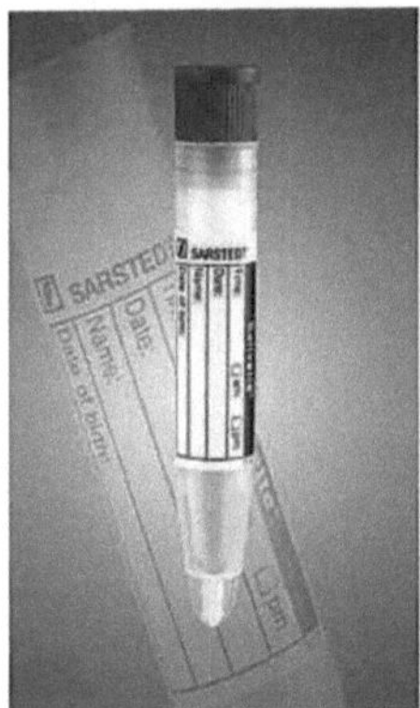

Etapas da recolha de saliva:

❖ Retire a tampa superior do tubo para expor a esponja redonda. Não retire o suporte onde se encontra a esponja.

❖ Colocar a esponja diretamente na boca do doente, inclinando o tubo de modo a que a esponja caia na sua boca.

❖ Manter a esponja na boca do paciente. Mastigar muito suavemente e rodar a esponja na boca durante 2 minutos. Cuspir a esponja de volta para o tubo. Não tocar na esponja com os dedos.

❖ Voltar a colocar a tampa. Certifique-se de que a tampa está bem apertada.

❖ A saliva recolhida é posteriormente analisada.

ESTIMULOU A RECOLHA DE SALIVA:

1. MÉTODO MASTIGATÓRIO:

Após a mastigação inicial durante 2 minutos para amolecer a parafina e remover a saliva da boca, a saliva produzida é engolida. Durante os 5 minutos seguintes, a saliva estimulada é recolhida enquanto o doente mastiga a mesma parafina em bolus.

2. MÉTODO GUSTATÓRIO: A saliva é simulada com ácido cítrico a 1-6%. Uma quantidade padronizada da solução é aplicada na parte anterior dorsal da língua a cada 30 segundos ou a cada minuto. Antes de se aplicar novamente o novo ácido, pede-se ao doente que expectore. Repetir até 3-5 min.

Fiabilidade destes métodos de recolha:

1. Os métodos de sucção e zaragatoa exercem um certo grau de estimulação e variação, pelo que estes métodos são geralmente recomendados para a recolha de saliva não estimulada, sendo o método da zaragatoa considerado o menos fiável.

2. A drenagem e a cuspidela proporcionaram uma taxa de fluxo salivar não estimulada fiável semelhante, sendo a cuspidela também recomendada para a recolha de saliva total estimulada.

3. A estimulação do fluxo salivar pode ser efectuada através da aplicação de 0,1-0,2mol/L de ácido cítrico (2-4% wgt) em intervalos fixos. A recolha de saliva deve ser efectuada durante pelo menos 10 minutos para uma estimativa suficiente e fiável.

4. A principal desvantagem da secreção salivar estimulada é o seu fluxo irregular, devido ao efeito de diluição da saliva.

5. Outro fenómeno é o efeito da prática, ou seja, quando as pessoas estão familiarizadas com a recolha de saliva, a taxa de fluxo aumenta em cerca de 15%.

6. Os rolos de algodão reduzem o teor de Na^+, K^+, Cl^-, marcadores de glicoproteínas, IgA, lisozima e lactoferrina e aumentam as concentrações de Ca^+, fosfato inorgânico e tiocinato.

RECOLHA DE SALIVA DE GLÂNDULAS INDIVIDUAIS:

GLÂNDULA PARÓTIDA:

É uma das salivas glandulares mais fáceis de recolher. A canulação é efectuada no orifício da glândula parótida. Normalmente é utilizado o copo de Lashley-Carlsson Crittenden. Outros métodos de recolha incluem um dispositivo intra-oral de plástico personalizado e um coletor de caracóis.

MÉTODO DE RECOLHA:

❖ O ducto excretor (ducto de Stenson) da glândula parótida está localizado na mucosa bucal ao nível do primeiro/segundo molar superior.

❖ Com a ajuda de uma sonda lacrimal romba, obtém-se o acesso e, em seguida, introduz-se um tubo fino no canal através do orifício.

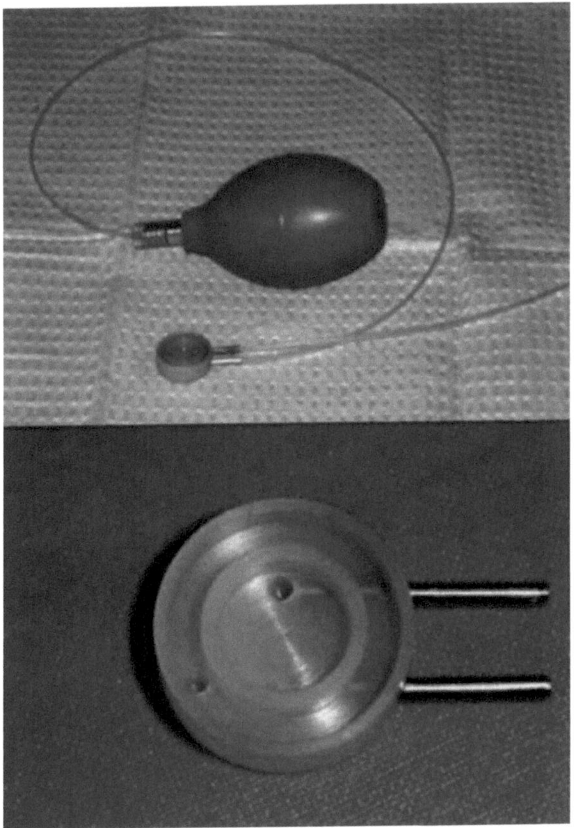

TAÇA LASHELEY CARLSSON CRITTENDEN

FIABILIDADE:

❖ A saliva parotídea é utilizada como medida objetiva no caso da taxa de fluxo salivar e da hiperfunção e hipofunção[29] .

❖ Burlage et al. mostraram uma alta correlação entre a taxa de fluxo entre as glândulas parótidas esquerda e direita. Em contraste com outros estudos[30] .

❖ Outros estudos mostraram que a variação na secreção da glândula direita e esquerda ocorre em casos de patologia localizada e em radioterapia[31] .

SALIVA SUBMANDIBULAR/SUBLINGUAL:

As glândulas submandibulares/sublinguais contribuem com cerca de 30-60 % do volume total de saliva estimulada. Não existe uma técnica universalmente aceite para a recolha da saliva das glândulas submandibulares/salivares. As secreções destas duas glândulas entram na cavidade oral através de um ducto comum, o que torna difícil a sua recolha separada.

Canulação do ducto de Wharton por tubo cónico de polietileno sem rutura da parede do ducto para a recolha de saliva.

MÉTODOS DE RECOLHA:

Método do segregador

Método de aspiração

Aparelho Wolff

Método do segregador :

É também designado por método de prótese individual.

Schneyer[33] introduziu este método no qual é utilizado um segregador feito à medida para a recolha de saliva submandibular e sublingual. O segregador tem duas câmaras laterais para a recolha de saliva.

O coletor é colocado na mandíbula inferior. O polietileno liga as câmaras ao tubo coletor. O fabrico destes dispositivos colectores personalizados é moroso, uma vez que têm de ser fabricados individualmente (Fig. 2).

A modificação deste sistema foi efectuada por Henriques e Chauncey[33] , acrescentando um plano mastigatório a este aparelho. Embora a saliva submandibular obtida esteja ligeiramente contaminada com saliva submandibular, a câmara central contém predominantemente glândula submandibular e as câmaras laterais saliva sublingual.

No entanto, este dispositivo tem de ser adaptado individualmente, pelo que não é viável para utilização de rotina.

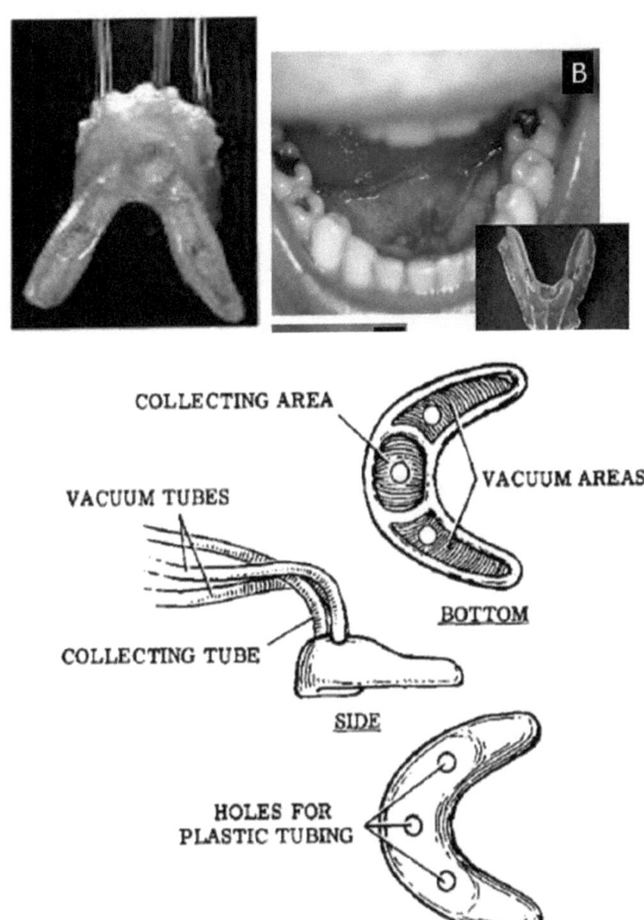

Coletor de saliva submandibular

Método de aspiração:

O método mais simples para a recolha de saliva mista submandibular/submaxilar consiste em bloquear o ducto de Stenson, isolando assim o ducto de Wharton e o ducto de Bartholin.

A saliva é recolhida com uma micropipeta ou com uma sucção suave, quando a saliva submandibular e sublingual são recolhidas em conjunto. As glândulas podem ser estimuladas com solução de ácido cítrico em intervalos, se necessário.

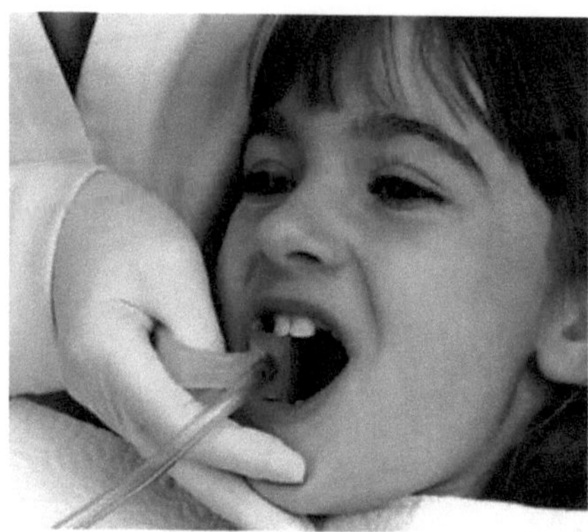

MÉTODO DE SUCÇÃO

<u>Aparelho Wolff:</u>

Wolf etal[34] desenvolveram este sistema de recolha. O sistema é composto por um tubo coletor, uma câmara de tamponamento, um tubo de armazenamento e um dispositivo de sucção. O tubo coletor consiste num tubo de butirato de acetato de celulose, que pode ser autoclavado com gás e moldado a frio, o que ajuda a ajustá-lo para utilização intra-oral.

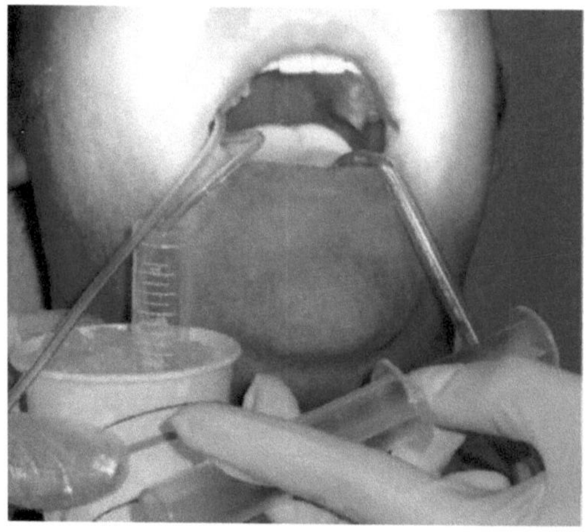

APARELHO WOLFF

O tubo de armazenamento é um tubo de centrifugação de 1,5 ml ou um tubo de poliestireno de 5 ml. A bomba de sucção está ligada a um tubo de Tygon que está ligado a uma zona de recolha. Todos os componentes estão ligados e encaixados nas aberturas de uma câmara de tamponamento construída em policarbonato. O interior é uma esfera oca com quatro aberturas, uma na parte inferior e três na parte superior. A câmara-tampão aspira a saliva para o dispositivo de sucção; proporciona ainda espaço para que as bolhas se possam expandir e partir. O fluido flui lentamente para o tubo de armazenamento.

FIABILIDADE:

❖ O aparelho de Wolff apresenta uma elevada reprodutibilidade.

SALIVA DAS GLÂNDULAS SALIVARES MENORES:

Recolha de saliva das glândulas salivares menores secando primeiro a mucosa e, após um intervalo de 2 minutos, podem ser obtidas amostras de saliva através da revelação de gotas de saliva em papel absorvente, sendo a quantidade de saliva medida com Peritron®.

❖ A saliva labial e bucal das glândulas pode ser recolhida através de um método de absorção com tiras de papel. As tiras de papel de filtro em forma de panela podem ser mantidas planas no local do tecido oral durante 30 segundos. O volume recolhido pode ser medido eletronicamente com Peritron®.

❖ A saliva palatina é posteriormente recolhida com um pipete e medida com discos de papel de filtro de 8 mm de diâmetro colocados bilateralmente no segundo molar superior, a 15 mm palatalmente da crista edêntula. A saliva palatina pode ser recolhida por papel de filtração, impressão do palato, prótese de recolha individual.

FIABILIDADE:

❖ Veermann etal[35] encontraram um fluxo significativo de saliva palatina em comparação com a saliva submandibular.

❖ As glândulas salivares palatinas contribuem com muito mais saliva total do que normalmente se supõe.

❖ Outro fenómeno é que o fluxo palatino pode ser tão elevado como o da saliva parotídea e submandibular, mas as glândulas palatinas não conseguem manter o fluxo durante longos períodos.

CAPÍTULO 5

PROCESSAMENTO E ARMAZENAMENTO DE SALIVA[28] :

A saliva contém vários constituintes que são importantes para a manutenção da saúde oral, pelo que o seu armazenamento e processamento antes da análise é frequentemente necessário para uma boa correlação dos constituintes. A recolha cuidadosa da saliva e o seu processamento ajudam a obter resultados desejáveis.

Considerações sobre a recolha de saliva:

- Os indivíduos devem ser instruídos para esvaziar a boca de saliva, enxaguando-a com água desionizada, independentemente do método que estamos a seguir.
- Recomenda-se a recolha de saliva em frascos arrefecidos com gelo para evitar a atividade das enzimas hidrolíticas na saliva.
- Para evitar a proteólise e o processo de purificação das proteínas, a saliva pode ser recolhida num cocktail de inibidores de proteases, EDTA (ácido etileno diamino tetra acético), fluoreto de fenil metano sulfonil, inibidor de tripsina de soja e E-64.
- A centrifugação é obrigatória para remover as bactérias e os detritos celulares.
- O isolamento do ARN e do ADN salivares foi recentemente desenvolvido através da utilização de estabilizadores de ARN genómico e de ADN.

Considerações gerais sobre o processamento[28] :

O processo de congelação, descongelação e armazenamento da saliva é importante para a preservação dos biomarcadores ao longo da análise e, para minimizar as flutuações, recomenda-se um método específico de recolha.

Após a recolha das amostras salivares, estas devem ser preferencialmente congeladas em azoto líquido. O armazenamento de amostras salivares durante um período de tempo prolongado a -80°C é preferível a -20°C para evitar a degradação das proteínas salivares, a crio-precipitação de complexos de proteínas de mucina e para evitar a perda irreversível de biomarcadores proteicos.

MONITORIZAÇÃO DAS HARMONAS ESTERÓIDES:

- As hormonas que são normalmente avaliadas na saliva são as hormonas esteróides, cortisol, testosterona, progesterona e dehidroepiandrosterona.
- Os níveis de cortisol na saliva são uma hormona estável útil na identificação de doentes com síndrome de Cushing e doença de Addison. As medidas salivares de cortisol correlacionam-se com os níveis de cortisol plasmático em pessoas normais de todas as idades e mesmo em fases de função

adrenal anormal.

❖ O cortisol na saliva é estável até 6 semanas à temperatura ambiente e quando congelado durante muito tempo.

MONITORIZAÇÃO DAS IMUNOGLOBULINAS SALIVARES:

❖ A resposta dos anticorpos à infeção constitui a base de muitos testes de diagnóstico. As imunoglobulinas salivares (S-Ig A) têm origem nas glândulas e o soro (Ig G) constitui uma base sólida para o teste de diagnóstico em infecções virais.

❖ As imunoglobulinas são intrinsecamente estáveis, pelo que a sua sensibilidade optimizada e o manuseamento dos complexos salivares ajudam a evitar a degradação dos biomarcadores.

❖ A recolha de saliva simplifica o processo de diagnóstico, em doentes com acesso venoso comprometido, idosos, crianças e doentes com hemofilia.

PROTEÍNAS SALIVARES:

❖ O tempo de processamento retardado mostrou que os neo-peptídeos evoluíram 3 horas após a recolha, variando também a intensidade das proteínas e dos peptídeos ao longo do tempo.

❖ O armazenamento prolongado mostrou mesmo digestão por proteinases salivares intrínsecas, pelo que se sugere que o armazenamento a -80° C é melhor do que a -20°C .

ANÁLISE DE DNA/RNA:

❖ O ADN e o ARN provenientes de uma fonte não invasiva, ou seja, da saliva total, são provavelmente uma mistura complexa de origem celular e microbiana.

❖ Assim, a porção sobrenadante da saliva que não contém células é considerada altamente associativa à doença.

❖ 4 Os biomarcadores de ARN salivar e 5 os biomarcadores proteómicos têm valores discriminativos elevados para a deteção do cancro oral.

PROTOCOLO DE TRATAMENTO E CONSERVAÇÃO DA SALIVA:

1. A recolha de saliva total/glandular em frascos arrefecidos por baba, cuspo e outros métodos foi discutida anteriormente.

2. A agitação em vórtex (2 minutos, velocidade máxima) só é necessária se a saliva glandular não for recolhida do orifício.

3. Centrifugação

4. Congelação rápida do sobrenadante seguida de armazenamento a uma temperatura inferior a -20°C, de preferência inferior a -80°C.

CAPÍTULO 6

POTENCIAL DE DIAGNÓSTICO DA SALIVA EM RELAÇÃO AO SANGUE[28,36]:

Os avanços recentes e a compreensão emergente da base biológica das doenças, da sua causalidade e progressão, conduziram a uma vasta gama de testes menos invasivos, simples e mais aceitáveis de fluidos biológicos para efeitos de diagnóstico.

Atualmente, o sangue é utilizado como biofluido para testes clínicos devido à sua estreita relação com a hemostase do corpo. O sangue circula por todos os órgãos, sendo assim composto por quase todos os processos metabólicos de um indivíduo.

Vantagens do sangue como fluido de diagnóstico:

❖ O sangue é fundamental no fornecimento de nutrientes e oxigénio aos tecidos, no transporte de metabolitos, hormonas e complexos proteicos e na remoção de resíduos de metabolitos.

❖ Trata-se de um panorama molecular que contribui para todos os órgãos, constituindo assim os biomarcadores de qualquer doença no sangue.

❖ A variedade de moléculas que podem ser medidas no sangue é extensa, por exemplo: Componentes celulares imunitários, restos de células esfoliadas em cancros malignos, ADN e ARN livres circulantes que representam tecido necrótico, variação dos leucócitos, presença de células neoplásicas.

❖ Uma vez que o sangue contém constituintes moleculares de vários órgãos, a eficiência diagnóstica de outros fluidos corporais que podem estar restritos a um órgão mostrou uma associação privilegiada entre a composição molecular e o órgão afiliado.

❖ Um dos paradigmas atualmente populares é a recolha de fluidos dos tecidos de interesse e a principal vantagem da utilização destes fluidos é que tendem a ser mais específicos, ao contrário do sangue, em que literalmente todos os órgãos libertam moléculas para a circulação.

Embora o sangue seja uma fonte frequente de medição de biomarcadores, a recolha e análise de amostras de sangue pode ser dispendiosa, problemática e fisicamente intrusiva.

Em comparação com o sangue, a saliva tem algumas vantagens:

- A recolha de saliva é pouco exigente, não necessita de pessoal com formação adequada e pode ser efectuada por qualquer pessoa ou por auto-coleção.

- O processo de recolha é não-invasivo; o processamento da amostra é indolor, reduzindo o desconforto.

- As amostras de saliva são mais seguras de manusear, devido à taxa negligenciável de transmissão de infecções. Mais fáceis de enviar e armazenar, uma vez que as amostras de saliva não coagulam, e menos manipuladas.

Os três principais obstáculos para ser um potencial diagnóstico clínico seriam

- Método de amostragem simples e económico com um mínimo de desconforto para o sujeito.
- Proteína associada à doença e marcador genético.
- Ferramenta de diagnóstico exacta, portátil e pronta a utilizar.

De acordo com o Instituto Nacional de Investigação Dentária e Craniofacial (NIDCR), o diagnóstico por saliva tem uma implementação generalizada, uma vez que aborda os três obstáculos.

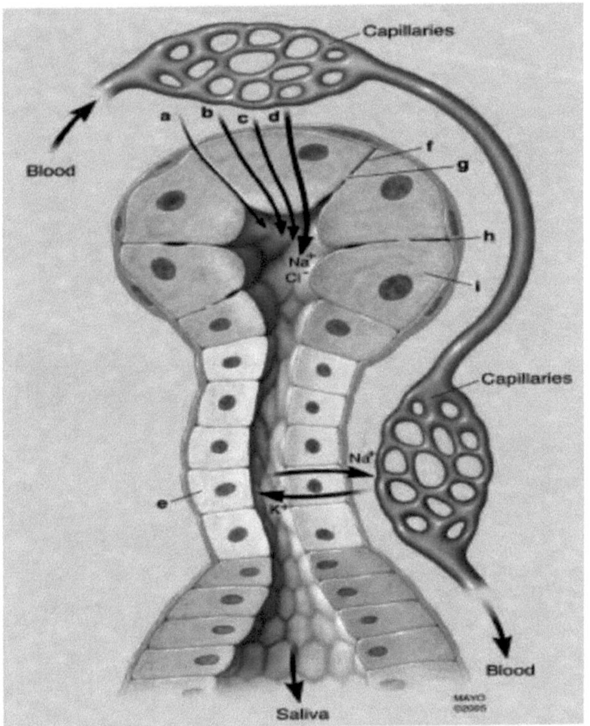

Mecanismo de transporte molecular do soro para os ductos das glândulas salivares.

Um dos principais obstáculos à utilização da saliva como fluido de diagnóstico é o facto de a concentração de biomarcadores na saliva ser inferior à do soro. Mas, com tecnologias de elevada sensibilidade, o nível mais baixo destes informativos deixou de ser uma limitação[37] .

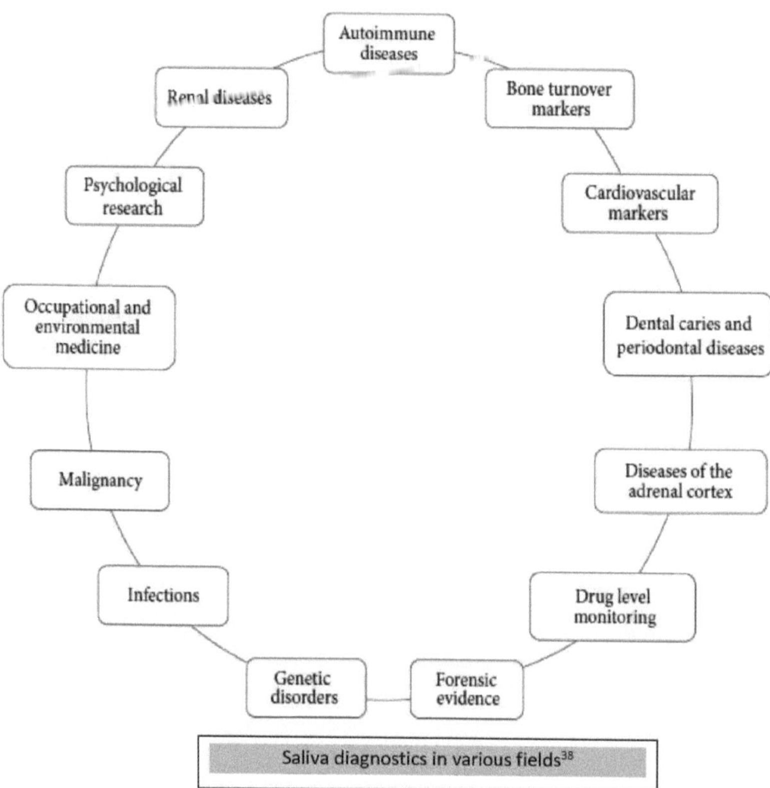

Saliva diagnostics in various fields[38]

O vasto espetro de biomarcadores na saliva fornece informações valiosas para várias aplicações clínicas. É discutido mais adiante um grande número de biomarcadores de valor médico em várias condições.

Lista de biomarcadores em várias doenças sistémicas[38] :

Diseases	Biomarkers	Source of biomarkers
Autoimmune diseases (1) Sjogren's syndrome (2) Multiple sclerosis (3) Sarcoidosis	Lactoferrin, beta 2 microglobulin, lysozyme C, cystatin C, salivary amylase, and carbonic anhydrase IgA production Alpha-amylase and kallikrein	Saliva
Bone turnover markers	Body mass index, D-PYR, OC concentration, calcaneus T scores, hepatocyte growth factor, interleukin-1 beta, salivary osteonectin, and ALP activity	Serum and saliva
Cardiovascular markers	Cardiac troponins, C-reactive protein, myoglobin, myeloperoxidase, ICAM-1, CD 40, and salivary lysozyme	Serum and saliva
Dental caries and periodontal diseases	*Streptococcus mutans* and lactobacilli count, aspartate aminotransferase, alkaline phosphatase, uric acid, albumin, pIgR, Arp 3, CA VI, IL-1Ra, PLS-2, LEI, and IGJ	Saliva
Diseases of the adrenal cortex	Salivary cortisol	
Drug level monitoring	Nicotine, cannabinoids, cocaine, phencyclidine, opioids, barbiturates, diazepines, amphetamines, ethanol, cotinine, methamphetamine, endogenous γ-hydroxybutyric acid, and 3,4-methylenedioxymethamphetamine	Serum and saliva
Forensic evidence	Blood group antigens and DNA testing	Saliva
Genetic disorders (1) Cystic fibrosis (2) Ectodermal dysplasia	Cathepsin-D, sodium, potassium, chloride, calcium, magnesium, and lactate dehydrogenase Inorganic constituents, total protein	Saliva
Infections (1) Viral infections (2) Bacterial infections (3) Fungal infections	Measles virus-specific IgM HIV—HIV-1, HIV-2—antibodies, salivary proteins *Mycobacterium tuberculosis*, MUC 5B, and MUC 7 Candidiasis immunoglobulins, Hsp 70, and calprotectin, histatins, mucins, basic proline rich proteins, and peroxidases	Serum and saliva
Malignancy	lnc RNA, miRNA, CCNI, EGFR, FGF19, FRS2 and GREB1, AGPAT1, B2M, BASP2, IER3, and IL1B, p53, CA15-3, C-erb2, CA 125, FGF 2, PSA, cortisol, lactate dehydrogenase, silver nitrate and nitrite, and salivary adenosine deaminase	Serum and saliva
Occupational and environmental medicine	Salivary cortisol, IgA, lysozyme, chromogranin, alpha-amylase, lead, and cadmium	Serum and saliva
Psychological research	Salivary amylase, cortisol, substance P, lysozyme, secretory IgG, and testosterone	Saliva
Renal diseases	Cortisol, nitrite, uric acid, sodium chloride, pH, alpha-amylase, and lactoferrin. Salivary phosphate, serum creatinine, and glomerular filtration rate	Serum and saliva

CAPÍTULO 7

A SALIVA COMO FLUIDO DE DIAGNÓSTICO EM DOENÇAS SISTÉMICAS[39] :

As doenças sistémicas são geralmente diagnosticadas através de

- Sintomas dos doentes
- exame e historial médico
- Análise química de amostras de sangue e de urina.

Os relatórios de diagnóstico clínico determinam os níveis de iões, anticorpos, níveis hormonais e outros marcadores específicos de doenças.

Os métodos recentes de diagnóstico salivar oral são preferidos pelos dentistas e profissionais médicos para o diagnóstico. Amostras orais como saliva, fluido crevicular gengival (GCF), esfregaços orais, placa dentária e voláteis para um diagnóstico útil.

Passemos em revista as várias condições sistémicas e o papel da saliva como biomarcador nas mesmas.

- DOENÇA CARDIOVASCULAR
- DOENÇA RENAL
- DIABETES MELLITUS
- DOENÇA INFECCIOSA
- CARCINOMAS
- DOENÇAS AUTO-IMUNES

DOENÇAS CARDIOVASCULARES:

Sabe-se que vários biomarcadores aparecem nos fluidos orais, representando a inflamação, a aterosclerose, a estabilidade da placa e a lesão do miocárdio[40-44] . A lesão endotelial é o evento-chave importante que inicia o processo aterosclerótico e a inflamação anda de mãos dadas com este processo.

Os marcadores salivares de doenças cardiovasculares incluem a proteína C-reactiva (PCR), a mioglobina (MYO), a creatinina quinase banda miocárdica (CKMB), as troponinas cardíacas (cTn) e a mieloperoxidase, que, quando utilizadas em combinação com um ECG, mostram uma correlação positiva com os doentes com enfarte do miocárdio em comparação com controlos saudáveis. Os níveis de mioglobulina salivar são significativamente mais elevados nas 48 horas após o início da dor torácica em doentes com enfarte agudo do miocárdio.

Além disso, os níveis de mioglobulina salivar estão correlacionados positivamente com as suas concentrações séricas. Embora a creatinina quinase banda miocárdica (CK-MB) e as troponinas sejam detectadas na saliva, têm uma fraca capacidade de diagnóstico. Numerosos estudos publicados demonstram que a proteína C-reactiva pode ser monitorizada em amostras salivares para deteção de doenças cardiovasculares[45] .

Níveis elevados de lisozima salivar, um biomarcador de infecções orais e hiperglicemias, mostraram também uma associação significativa com a hipertensão, uma fase inicial das doenças cardiovasculares[46] .

Joseph et al. mostraram que os fluidos orais contêm biomarcadores de DCV que têm o potencial de identificar pacientes que sofreram isquemia/necrose miocárdica[47] . Num estudo realizado por Miller et al., verificaram que as concentrações salivares de PCR, TNF α e MMP-9 eram significativamente mais elevadas em doentes com EAM e que as concentrações salivares se correlacionavam positivamente com as concentrações séricas.

Além disso, os níveis salivares de mieloperoxidase também se encontravam elevados em doentes com enfarte agudo do miocárdio. Estudos revelaram que o ICAM-1 solúvel salivar está significativamente elevado em doentes com enfarte agudo do miocárdio, enquanto o ligando CD40 solúvel salivar está significativamente mais baixo em doentes com enfarte agudo do miocárdio[44] .

DOENÇA RENAL:

Vários biomarcadores salivares que são sugestivos de doenças renais em fase terminal incluem o nitrito, o sódio, o cloreto, o ácido úrico, o cortisol, a alfa-amilase e a lactoferrina[48,49] . Blicharz et al mostraram que a monitorização do nitrato salivar e do ácido úrico antes e depois da hemodiálise ajuda a decidir se a diálise é necessária para evitar diálises desnecessárias .[50]

O fosfato salivar fornece um melhor marcador do que o fosfato sérico e ajuda no tratamento da insuficiência renal crónica[45] . Um estudo realizado mostrou o papel da proteína 70 de choque térmico salivar e circulatório em indivíduos submetidos a diálise renal mostrou que a proteína 70 de choque térmico é um marcador de stress eficaz na doença renal crónica[51] .

DIABETES MELLITUS:

A grande população de diabéticos da epidemia de diabetes mellitus de tipo 2 é altamente desejável um método muito mais fácil de monitorizar a glicose. A monitorização oral da glucose é um método fácil de medir os níveis de glucose. Um estudo recente revelou um padrão proteómico único na saliva de indivíduos com diabetes mellitus de tipo 2, o que sugere a existência de um biomarcador único da saliva na diabetes mellitus[52] .

Um inquérito baseado na literatura realizado por srinivasan et al sobre biomarcadores salivares na diabetes mellitus de tipo 2 revelou a presença de grandes proteínas, tais como citocinas (TNF α e interlucina 6) e vistafina (uma citocina que promove a maturação das células B e inibe a apoptose dos neutrófilos)[53,54] .

Foi efectuado um estudo para avaliar os níveis salivares e séricos de malondialdeído em doentes com diabetes mellitus tipo dois e portadores de doença dentária. O estudo foi realizado com 80 indivíduos, incluindo um grupo experimental e um grupo de controlo com 40 indivíduos cada, divididos com base na presença e ausência de diabetes mellitus tipo 2 e na pontuação do CPOD. Os resultados mostraram um aumento significativo do malondialdeído salivar e sérico em pacientes com diabetes mellitus tipo 2 com cárie dentária, em comparação com o grupo de controlo, composto por indivíduos sem cárie e sem diabetes mellitus. Assim, confirmando o aumento do stress oxidativo em indivíduos com diabetes mellitus tipo dois[54] .

Lodger et al realizaram um estudo para estimar biomarcadores salivares e séricos em doentes com diabetes mellitus, que revelou níveis de glucose salivar em jejum mais elevados em doentes com diabetes mellitus. Concluíram que os níveis elevados de glucose salivar se devem à membranopatia diabética, que leva à fuga através da membrana e ao aumento da percolação da glucose na saliva através do sangue[56] .

DOENÇA INFECCIOSA:

Os biomarcadores salivares em infecções fúngicas, virais e bacterianas são discutidos aqui.

INFECÇÕES FÚNGICAS:

Os biomarcadores salivares podem ser utilizados na deteção de fungos orais, em casos de candidíase oral, para avaliar a contagem de fungos salivares. As alterações na contagem de imunoglobulinas, proteínas salivares, calprotectina, histatinas, mucinas e proteínas básicas ricas em prolina têm um elevado valor diagnóstico em vários casos[57,58] .

INFECÇÕES BACTERIANAS:

A infeção por Helicobacter pylori é uma doença comum da úlcera péptica/gastrite crónica, na qual existe uma elevada produção de IgA. O teste Elisa realizado para avaliar a sensibilidade e a especificidade em amostras de soro e saliva para a deteção da doença revelou uma sensibilidade de 94% e 84%, respetivamente. Este resultado indicou que a infeção por H.pylori tem uma elevada prevalência na saliva e que a via oral é uma via comum de transmissão de infecções[59] . O H.pylori liga-se à mucina da saliva (MUC-5B e MUC7) segregada pelas células acinares serosas das glândulas salivares, pelo que níveis mais elevados de MUC-5B e MUC7 salivares podem ser indicadores de infeção por H.pylori .[60,61]

Nas crianças infectadas com shiellose, a avaliação salivar revelou títulos elevados de antilipopolissacáridos e de anticorpos anti-toxina Shiga, que podem ser utilizados para monitorizar a resposta imunitária na shigelose[62] .

Várias outras doenças, como a doença dos criadores de pombos, foram medidas através da Ig G salivar, o que pode ajudar a diagnosticar esta doença. Esta Ig G é induzida pela exposição a antigénios derivados de pombos[63] . Na infeção pneumocócica, a deteção do polissacárido C pneumocócico na saliva pode ajudar a diagnosticar a mesma[64] . As infecções espiroquiais causadas por Borrelia burgdorpi, transmitidas por carraças que se alimentam de sangue, podem ser diagnosticadas eficazmente através da deteção de anticorpos anti-carraça na saliva, pelo que podem ajudar no mecanismo de rastreio de indivíduos em risco de contrair doenças de Lyme .[65]

Na identificação da neurocisticercose, os anticorpos salivares contra larvas de Tarnia Solium podem servir como biomarcador. Assim, a saliva poderia ajudar em estudos epidemiológicos desta doença[66]
.

INFECÇÕES VIRAIS:

A principal vantagem do teste de diagnóstico para vírus é a identificação de um único alvo. Este transudado da mucosa oral (OMT) obtido por esfregaço da mucosa bucal e da língua contém uma mistura de sIg A, sIg G, Ig M e uma fonte rica de anticorpos[67] . As imunoglobulinas na saliva provêm da saliva e do soro, sendo a imunoglobulina predominante a sIg A (Ig A secretora), que constitui o principal sistema de defesa imunitária específico da saliva[68,69,70]

Abaixo são mencionadas várias infecções virais e biomarcadores salivares que são alternativas ao soro nas infecções virais:

Hepatite viral[71]	• **A hepatite A aguda e a hepatite B foram diagnosticadas com base na presença de anticorpos Ig M na saliva.** • **Rastreio do antigénio da hepatite B (HbsAg) na saliva.** • **Diagnóstico da Hepatite B e C viral em amostras de fluido oral.**
Sarampo, papeira, rubéola[72,73]	A saliva pode ser utilizada para a deteção de imunização.
Vírus da Rota[74]	• A resposta Ig A da saliva, que persiste pelo menos durante 3 meses na infeção pelo vírus da rota, seria um melhor marcador do que o soro. • Avaliar a vacinação.
Vírus do herpes[75]	• Foi registada a identificação por PCR do vírus do herpes na saliva. • Foi detectada a deteção precoce da reativação do vírus HSV-1.
Dengue[76]	Os níveis salivares de Ig M e Ig G anti-dengue ajudaram a diagnosticar a infeção primária e secundária.

VIH[77,78]	• A deteção do vírus VIH devido à presença de anticorpos específicos na saliva é, por conseguinte, aplicável a inquéritos clínicos e epidemiológicos. • Em comparação com o soro, a sensibilidade e a especificidade do anticorpo contra o VIH na saliva é de 95% a 100%. • A depleção dos níveis de Ig A na saliva é uma indicação de que os doentes infectados se tornam sintomáticos. Assim, o anticorpo Ig A salivar contra o VIH é um indicador de prognóstico para a progressão da infeção pelo VIH. • O anticorpo Ig G é um tipo predominante de imunoglobulina anti-HIV. • O Orasure é um sistema de teste que está disponível comercialmente para o diagnóstico do VIH, que se baseia na recolha de transudado da mucosa oral para anticorpos Ig G[79] .

MALIGNANCIA;

Para um bom prognóstico dos tumores malignos, a deteção precoce é a melhor solução. A saliva é um meio de diagnóstico para o carcinoma oral de células escamosas e outras doenças malignas sistémicas. Uma vez que os biomarcadores para estas condições são detectados no soro, podemos aceitar uma progressão natural do mesmo para a saliva.

A P53 é uma proteína supressora de tumores produzida por células que são expostas a vários tipos de danos no ADN. A inativação desta P53 por depleção e mutação do gene é considerada uma causa comum para o desenvolvimento de malignidade[80] . Assim, a proteína P53 acumulada leva à produção de anticorpos que podem ser detectados no soro e na saliva dos doentes, ajudando assim na deteção precoce e no rastreio de malignidades .[81,82]

Biomarcadores salivares detectados em várias doenças malignas sistémicas:

P_{53}[83,8,85]	**Foi primeiramente relatado em adenomas das glândulas salivares, carcinoma espinocelular oral e indivíduos com cancro da mama.**
CA 15-3 (antigénio do cancro) e C-er B2 (oncogene)[86]	Níveis elevados na saliva de mulheres com cancro da mama.
C125[87]	Marcadores tumorais na saliva de indivíduos com tumor maligno do ovário, cancro oral e cancro da mama.
4 mRNA [88]	Para distinguir o cancro do pâncreas de indivíduos controlados.
Biomarcadores de ARNm salivares (CCNI) EFR, FGF19, FRS2, GREBI[89]	Biomarcador não invasivo e económico para o cancro do pulmão.
Biomarcador de ARNm salivar para o cancro do ovário (AGPAT1, B2M, BASP2, IFR3 e IL1B)[90]	Deteção do cancro do ovário
CA15-3[91,92]	Marcador tumoral na superfície das células cancerosas, encontrado na saliva de pessoas diagnosticadas com cancro da mama.
C-erb-2 [92]	Um recetor tirosina quinase que é expresso em excesso nos tumores, foram observados níveis elevados na saliva de

	mulheres com cancro da mama.
Fator de crescimento de fibroblastos 1, 2 [93]	Elevado nos tumores das glândulas salivares.
Antigénio específico da próstata [94]	Biomarcador estabelecido no adenocarcinoma da prostata.
Nível de cortisol salivar[95]	
Lactato desidrogenase salivar[96]	Aumento significativo no carcinoma de células escamosas oral.
Adenosina desaminase salivar[97]	
Nitrato e nitrito salivares[97]	Elevado no cancro oral
Defensina salivar -1 [98]	Elevado no carcinoma de células escamosas oral

O marcador tumoral na saliva pode ser um marcador potencial para o diagnóstico do cancro. O biomarcador salivar em doenças malignas pode proporcionar uma maior especificidade e sensibilidade na monitorização da doença.

Doenças auto-imunes:

A síndrome de Sjogren é uma doença autoimune que se apresenta como uma diminuição das secreções lacrimais e salivares associada a queratoconjuctivite seca e xerostomia [99]

Não existe um único marcador que se associe a estas condições. Os procedimentos aceites para o diagnóstico da síndrome de Sjogren são a biópsia das glândulas salivares menores[100] e a sialoquímica, que mostra consistentemente um aumento da concentração de sódio e cloretol[101] .

A análise salivar mostrou:

- Níveis elevados de Ig A, Ig G, lactoferrina, albuminas. Diminuição da concentração de albumina[102]

.

- A análise da saliva não estimulada é considerada mais fiável, uma vez que a saliva estimulada apresenta níveis elevados de sódio e de Ig A[103.]
- Níveis elevados de β_2 microglobulinas[104] , níveis lipídicos, cistatina C e cistatina S[106] .
- Aumento da concentração de mediadores inflamatórios - eicosanóides, PGE_2 , tromboxano B_2 e interlucina 6[107] .
- A presença de anticorpos anti-la na saliva de indivíduos com síndrome de SS mostra uma forte correlação entre os níveis de anticorpos no soro e na saliva.
- Em certos doentes, foram detectados anticorpos na saliva mas não no soro, provando assim que os anticorpos provinham das glândulas salivares.

O diagnóstico precoce da síndrome de Sjogren é um desafio sério. Nenhum constituinte salivar ou sérico pode servir com exatidão como marcador de diagnóstico, pelo que o método mais importante para a avaliação da saliva é[109] .

CAPÍTULO 8

SALIVA E CÁRIES DENTÁRIAS

A saliva não só ajuda a lubrificar os tecidos orais, a falar, a comer, a engolir, a proteger a mucosa oral e os dentes, como também tem um grande número de funções que são mediadas por componentes orgânicos e inorgânicos da saliva, que devem ser considerados na avaliação do efeito da saliva humana na cárie dentária.

A cárie dentária é uma doença multifatorial induzida por bactérias, mas uma nova abordagem à mesma é influenciada por factores salivares hereditários que podem ser responsáveis pela colonização do dente e pela eliminação de microrganismos da cavidade oral.

Keyes (1960) demonstrou que a cárie dentária nos animais é uma doença infecciosa e transmissível.

Loesche (1986) demonstrou que o grupo dos estreptococos mutans tem sido o principal componente bacteriano para o início da cárie dentária, que se estabelece quando um[st] dente erupciona uma superfície sólida que é necessária tanto para a multiplicação como para a colonização.

O conceito atual de cárie dentária centra-se na fermentação de hidratos de carbono por bactérias cariogénicas que produzem ácidos orgânicos.

No entanto, vários factores são responsáveis por este fenómeno do processo de cárie.

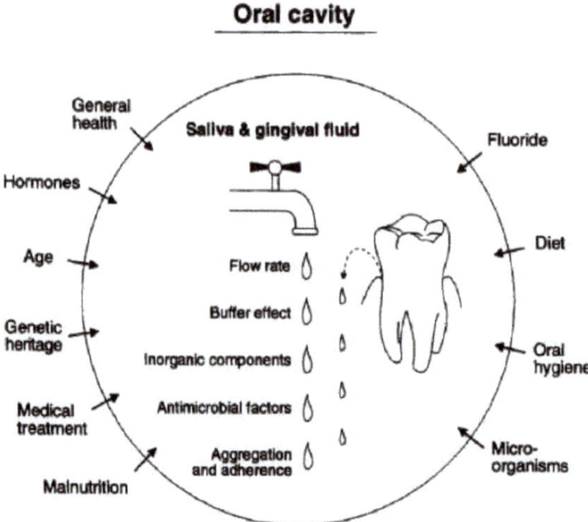

EFEITO DA CAPACIDADE TAMPÃO E DO CAUDAL SALIVAR E DA CÁRIE DENTÁRIA:

Provavelmente, as funções preventivas de cárie mais importantes da saliva são os efeitos de lavagem e neutralização, geralmente referidos como "depuração salivar" ou "capacidade de depuração oral"

(Lagerlof e Oliveby, 1994). Em geral, quanto maior for o caudal, mais rápida é a depuração (Miura *et al.*, 1991) e maior é a capacidade tampão (Birkhed e Heintze, 1989).

A cárie dentária é muito comum devido à diminuição da taxa de fluxo salivar (hipossalivação), levando a cáries graves e à inflamação da mucosa oral (Brown etal, 1978; Sulky, 1986).

- Papas et al 1993, Spak et al 1994 -- Não se verificou uma relação linear entre a cárie e a taxa de fluxo salivar.

- Birkhed e Heintre 1989, Russel et al,1990- Não mostraram associação entre a secreção salivar e a incidência de cáries.

- Mandel 1987, Russel 1991 - Mostrou uma fraca associação entre a secreção salivar e a incidência de cáries.

Os três principais sistemas tampão que contribuem para a capacidade tampão da saliva estimulada e não estimulada são o bicarbonato, o fosfato e o sistema tampão proteico.

O sistema tampão de bicarbonato fornece a maior parte da cavidade oral com ação neutralizante/tampão, seguido pelos sistemas tampão de fosfato e de proteínas que dão uma contribuição menor. Assim, uma capacidade de tamponamento baixa/moderada com um caudal salivar baixo e um caudal salivar muito fraco indicam uma resistência salivar muito fraca ao ataque microbiano[110] .

A anidrase carbónica (AC) ajuda a manter a hemostase do pH em vários tecidos e fluidos biológicos, catalisando a hidratação inversa do dióxido de carbono. Foram reconhecidas 11 isoenzimas, estando 2 isoenzimas presentes na fisiologia salivar.

A CA II é expressa nas células acinares serosas das glândulas submandibulares e parótidas. A CA VI é segregada nas células acinares serosas das glândulas parótidas e submandibulares. Níveis baixos de anidrase carbónica estão relacionados com o aumento da prevalência de cáries e de doença ácido-péptica, o que sugere que a anidrase carbónica desempenha um papel na proteção dos dentes contra as cáries .[111,112]

VÁRIOS BIOMARCADORES SALIVARES PARA A CÁRIE SÃO[114,115,116,117,118] :

> Proteínas e péptidos salivares como biomarcadores

- Proteínas e péptidos de defesa inata do hospedeiro (não imunes)
- Imunoglobulinas

> Electrólitos salivares como biomarcadores

> Microrganismos salivares como biomarcadores

Proteínas e péptidos salivares como biomarcadores:

- Proteínas e péptidos de defesa inata do hospedeiro (não imunes)

Proteínas salivares, nomeadamente cistatinas, histatinas, estaterinas, proteínas ácidas ricas em prolina que ajudam na precipitação e estabilidade dos componentes da saliva.

Estas proteínas têm a capacidade de remineralizar e proteger a superfície do dente contra as bactérias.

Papel de várias proteínas salivares:

1. Proteínas ricas em prolina: representa 25-30% de todas as proteínas da saliva. Devido à sua elevada afinidade com a hidroxiapatite, liga-se ao cálcio livre, inibindo o crescimento dos cristais do esmalte.

Os PRP básicos na saliva total ligam-se ao antigénio de adesão principal na superfície de S. Mutans, protegendo a superfície do dente das cáries. Assim, quanto maior for o PRP básico, maior será a adesão e a neutralização do ácido nos biofilmes.

As proteínas aderem fortemente à superfície do dente e expõem um local de ligação anteriormente enigmático para as bactérias no domínio C-terminal não vinculativo.

Muitos estudos efectuados mostraram a relação entre as proteínas ricas em prolina e as cáries dentárias.

2. A estaterina: é uma molécula multifuncional que apresenta uma elevada afinidade pelos minerais de fosfato de cálcio, como a hidroxiapatite, mantendo a dinâmica da solução mineral do esmalte e funcionando como lubrificante à superfície do esmalte, o que implica a sua capacidade de inibir a precipitação espontânea e o crescimento de cristais. A propriedade de ligação da estaterina à hidroxiapatite é atribuída às sequências N-terminais.

De acordo com Hay e Moreno 1989, a estatherina está presente para provocar a precipitação de Ca^{+} e sais de fósforo de forma eficiente.

3. Cistatinas: São proteínas fosforiladas contendo cisteína que inibem a proteólise.

4. Glicoproteína mucosa:

São constituintes de uma família com dois membros, a mucina de elevado peso molecular e a mucina de baixo peso molecular. Interagem com os microrganismos e aglutinam-nos, acelerando assim a eliminação das bactérias.

Destas mucinas, as de baixo peso molecular são mais eficazes na agregação e eliminação de bactérias. Os estudos realizados mostraram o efeito protetor das mucinas em que os títulos de S. mutan eram elevados em comparação com a atividade diminuída das mucinas.

Um estudo realizado com 120 estudantes mexicanos de medicina dentária mostrou uma redução significativa das glicoproteínas 1 e 2 da mucina entre os estudantes com elevado número de cáries, dentes perdidos e obturados. Outro estudo mostrou uma elevada atividade de mucina protease da saliva entre indivíduos resistentes à cárie em comparação com indivíduos com cárie ativa.

As aglutininas são glicoproteínas semelhantes à mucina que interagem com as bactérias e provocam a aglutinação das mesmas, o que leva à sua eliminação ou neutralização.

Amilase:

A alfa-amilase é a enzima salivar mais abundante e representa 40-50% do total de proteínas produzidas pelas glândulas salivares. Tem várias funções biológicas distintas que podem permitir ou inibir a ocorrência de cáries dentárias. A amilase encontra-se na película de esmalte adquirida e pode modular a adesão das bactérias. A amilase ligada às bactérias na placa bacteriana pode facilitar a hidrólise do amido da dieta para fornecer glucose para o metabolismo dos microrganismos da placa bacteriana na proximidade da superfície do dente.

Além disso, a amilase pode ligar-se com elevada afinidade a um grupo selecionado de estreptococos orais e contribuir para a eliminação bacteriana. Em 32 adultos do sexo masculino, foi revelada uma correlação positiva entre o número de dentes cariados, perdidos e obturados e o nível de amilase na saliva total ($r = 0{,}442$) e na película ($r = 0{,}342$) (ambos $P < 0{,}05$). Esta correlação não foi, no entanto, observada noutro estudo, que mostrou uma atividade de amilase semelhante entre crianças com e sem cáries na primeira infância (30).

Em contrapartida, um estudo mostrou que a atividade da amilase na saliva total não estimulada parecia estar negativamente correlacionada com a perda mineral (r=_0,55; $P < 0{,}05$), mostrando um efeito protetor da amilase contra a cárie.

A lactoferrina tem atividade bacteriostática, bacteriocida, fungicida, antiviral e anti-inflamatória, e a lisozima pode ativar autolisinas bacterianas e destruir as paredes celulares. No entanto, o seu papel no combate à cárie dentária continua a ser equívoco, com estudos que apresentam resultados contraditórios.

Entre 32 adultos do sexo masculino, foi encontrada uma correlação positiva entre o número de dentes cariados, ausentes e obturados e a lacto-ferrina na saliva total ($r = 0{,}707$) e na película ($r = 0{,}669$) (ambos $P < 0{,}05$) (166). Num estudo de 4 anos com 28 adultos jovens, uma análise de agrupamento associou um baixo incremento de cáries a um baixo nível de lacto-ferrina e lisozima na saliva não estimulada.

<u>**Imunoglobulinas**</u>:

As imunoglobulinas na saliva pertencem principalmente à subclasse IgA (>85%) e, em menor grau, às subclasses IgG e IgM. As imunoglobulinas constituem 5 15% do total de proteínas salivares. Desempenham um papel antibacteriano, interferindo com a aderência da flora microbiana às superfícies dentárias, inibindo o metabolismo bacteriano, neutralizando as toxinas e enzimas bacterianas e aglutinando as bactérias.

As Igs salivares podem ligar-se à película salivar e também se encontram na placa dentária. Na cavidade oral, as Igs actuam neutralizando vários factores de virulência microbiana, limitando a adesão microbiana e aglutinando as bactérias, bem como impedindo a penetração de antigénios estranhos na mucosa. As IgGs também são capazes de opsonizar as bactérias para os fagócitos, que se sabe permanecerem activos na placa dentária e na saliva. A fagocitose pode ser especialmente importante na modificação da flora microbiana durante a erupção dentária, quando existem grandes quantidades de IgGs e neutrófilos em contacto próximo com os dentes.

Os estudos têm demonstrado uma correlação contraditória, e um aumento, diminuição ou ausência de correlação entre a deficiência de IgA e a suscetibilidade à cárie. Mas a correlação real entre a Ig e a suscetibilidade à cárie não é clara.

Electrólitos salivares como biomarcadores:

Vários electrólitos salivares como o cálcio, o flúor, o fosfato e o bicarbonato têm importância na proteção dos dentes contra as cáries.

Quando o flúor, os iões de cálcio e fosfato ajudam a manter a saliva supersaturada em relação aos cristais de hidroxiapatite e, assim, oferecem um ambiente reparador e protetor que mantém a integridade dos tecidos dentários.

Os bicarbonatos actuam contra o ácido como um tampão. Os electrólitos como o cálcio, o flúor e o fosfato actuam na interface entre a placa bacteriana e o dente, facilitando a remineralização e a desmineralização da superfície dentária.

Vários estudos realizados mostraram a relação entre estes electrólitos e a cárie dentária

Apesar do grande volume de evidências sobre o efeito anti-cárie dos agentes fluoretados aplicados topicamente (não incluídos no âmbito desta revisão), a influência do fluoreto que ocorre naturalmente na saliva (normalmente abaixo de 1 lmol/l) no risco de cárie permanece incerta. Embora o nível de flúor na saliva possa ser muito mais elevado em resultado da fluoretação da água potável, um estudo realizado numa amostra aleatória de indivíduos com 12 anos de idade (n = 139) não mostrou qualquer diferença significativa no teor de flúor das amostras de placa bacteriana antes e depois da interrupção da fluoretação da água. Por outro lado, um estudo realizado com 272 crianças (4-7 anos e 12-16 anos) demonstrou uma relação inversa clara entre o nível de fluoreto salivar e a taxa de cáries das crianças.

Foi encontrada uma relação inversa entre a cárie dentária e os níveis de cálcio salivar (116, 151), e entre a cárie dentária e o fósforo orgânico ou inorgânico. Isto foi demonstrado por um nível mais baixo de cálcio na saliva de adolescentes com cárie em comparação com o grupo sem cárie (7,12 mg/dl vs. 9,13 mg/dl em rapazes e 7,97 mg/dl vs. 9,11 mg/dl em raparigas; ambos P < 0,05) e uma correlação negativa entre a concentração total de fosfato na saliva não estimulada e a perda mineral (r = _0,72, P<0,001) . Noutros estudos, os investigadores não encontraram qualquer relação entre o cálcio salivar e a cárie e uma maior concentração de fósforo e atividade da fosfatase alcalina em crianças com cárie galopante.

Há pouca ou nenhuma evidência de que outros electrólitos tenham qualquer papel na modulação do risco de cárie. Um estudo que mediu os electrólitos salivares em 272 crianças com uma taxa de cárie variável mostrou uma relação inversa entre a cárie dentária e o cobre (P < 0,001), uma associação inconsistente entre a cárie e o ião magnésio, e nenhuma correlação entre a cárie e o zinco. Embora o zinco possa reduzir a desmineralização do esmalte e modificar a remineralização em estudos experimentais, são necessárias mais provas recolhidas de estudos em humanos para determinar o efeito do zinco na redução do risco de cárie. Os resultados que relacionam a cárie dentária com o sódio e o potássio são contraditórios. Enquanto um estudo entre crianças de 7 a 12 anos (n = 100) mostrou níveis aumentados de sódio e potássio em indivíduos sem cáries, outro estudo mostrou uma relação positiva entre cáries e potássio na saliva. Verificou-se que o nível de cloreto era ligeiramente mais elevado em indivíduos com cáries (22,2 mEq/l vs. 17,5 mEq/l; P < 0,05) num estudo entre 85 jovens adultos saudáveis, enquanto outro estudo não encontrou qualquer relação entre cáries e cloreto na saliva.

CAPÍTULO 9

SALIVA E DOENÇA PERIODONTAL[118,119]:

A doença periodontal é a inflamação do tecido gengival e das estruturas de suporte dos dentes. Já existem muitos critérios de avaliação visual para avaliar as condições periodontais que podem indicar a presença/ausência de doença periodontal, mas a previsão de doenças futuras, a causa subjacente da doença atual e a determinação do plano adequado para os métodos genómicos e proteómicos de diagnóstico individuais são esforços atractivos.

A saliva como meio de diagnóstico para a determinação de doenças orais e sistémicas está a avançar, tendo sido demonstrada a presença de biomarcadores de várias doenças na saliva. Foi demonstrada a presença de uma grande variedade de biomarcadores na saliva obtida de indivíduos com inflamação gengival/doença periodontal.

Um grande número de proteínas e péptidos são responsáveis pela manutenção da integridade da cavidade oral. Estes actuam como biomarcadores e são úteis na monitorização do estado de saúde, do início da doença, do seu tratamento e dos resultados.

Os mediadores que são libertados no fluido crevicular gengival e na saliva como biomarcadores de doença são apresentados abaixo:

Marker	Relationship with periodontal disease	Type of periodontal disease
Specific		
Immunoglobulins (IgA, IgM, IgG)	Interfere in adherence and bacterial metabolism / increased concentration in saliva of periodontal patients	Chronic and aggressive
Nonspecific		
Mucins	Interfere with the colonization of *Aggregatibacter actinomycetemcomitans*	Aggressive
Lysozyme	Regulates biofilm accumulation	Chronic
Lactoferrin	Inhibits microbial growth / increased correlation with *A. actinomycetemcomitans*	Aggressive
Histatin	Neutralizes lipopolysaccharide and enzymes known to affect the periodontium	Chronic and aggressive
Peroxidase	Interferes with biofilm accumulation / increased correlation with periodontal patients	Chronic
Systemic		
C-reactive protein	Increased concentration found in serum and saliva of periodontal patients	Chronic and aggressive

Numerosas citocinas como a prostaglandina E2, Interlukin -1 beta, interlukin6, TNF-u são libertadas pelos fibroblastos do tecido conjuntivo, pelo epitélio da junção, pelos macrófagos e pelos PMN's. A metaloproteinase da matriz (MMP-8,9,13) produzida pelos PMN's e os osteoclastos são produzidos, o que leva à degradação do colagénio do tecido conjuntivo e do osso alveolar.

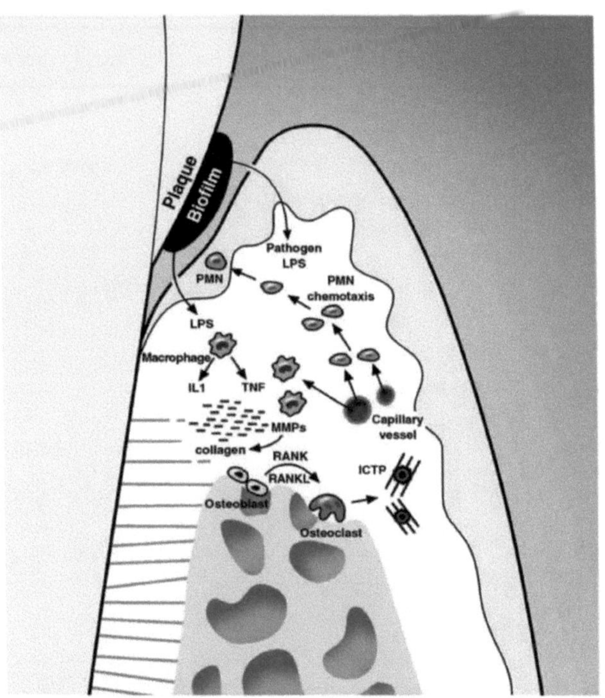

Biofilmes de placa nos tecidos periodontais.

Agentes patogénicos (biofilme da placa bacteriana) → activam a quimiotaxia dos leucócitos polimorfonucleares (primeira linha de defesa) → libertam monócitos e macrófagos → citocinas (TNF e interlucina) → medeiam a reabsorção óssea.

Os fibroblastos e os leucócitos polimorfonucleares activam as metaloproteinases, potentes enzimas de destruição de colagénio.

Os produtos inflamatórios são libertados no sulco gengival/bolsa periodontal. A prostagladina 2 é um importante mediador estudado nas doenças periodontais, é um potencial vasodilatador e aumenta a permeabilidade capilar, estimula os fibroblastos, os osteoclastos e, por conseguinte, aumenta a produção de metaloproteinase da matriz.

A proteína C-reactiva é um marcador sistémico que é libertado durante a fase aguda da resposta inflamatória. Estas proteínas C-reactivas produzidas no fígado chegam à saliva através do FGC/glândulas salivares e têm demonstrado ser um biomarcador eficaz na periodontite crónica e agressiva.

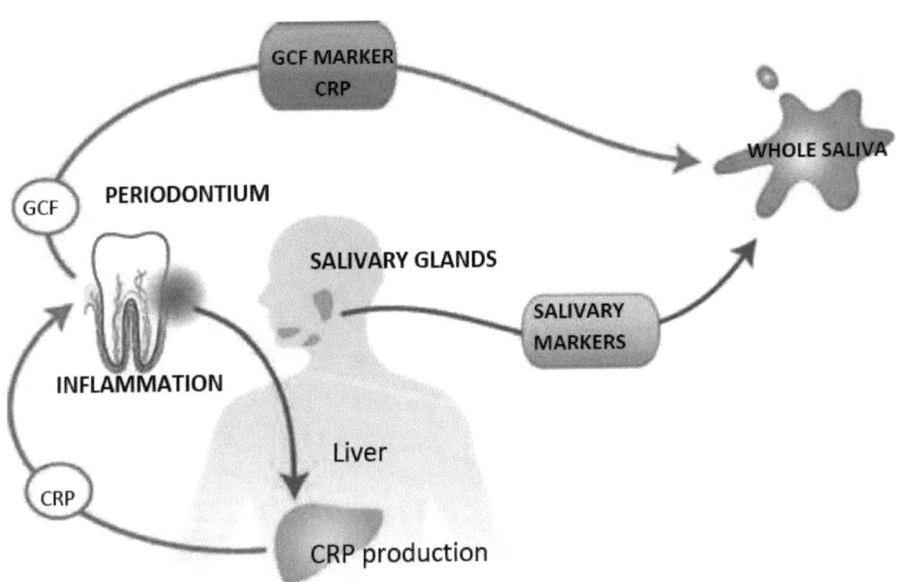

PAPEL DAS PROTEÍNAS C-REACTIVAS NA INFLAMAÇÃO

Vários biomarcadores detectados na saliva na doença periodontal:

Biomarkers	Class	Result	Method	Clinical parameters and sample size
Matrix metalloproteinase 8 (MMP-8)	Protein	MMP-8 differentiation between periodontitis and control subject, IFMA showed AUC: 0.751 (p <0.001) and ELISA showed AUC: 0.592 (p = 0.044).	Immunofluorometric assay (IFMA) and Enzyme-linked immunoassay (ELISA)	Advanced periodontitis group with at least 14 teeth with PPD ≥4 mm pocket depths and BOP (n = 84). Control group that had no teeth with PPD ≥4 mm (n = 81).
MMP-8 and pyridinoline cross-linked carboxyterminal telopeptide of type I collagen (ICTP) combination	Protein Combination	The combination of MMP-8 and ICTP differentiated periodontitis and control in smoker and non-smoker groups (AUC: 0.674 and 0.819, respectively).		
MMP-8/Tissue inhibitor of matrix metalloproteinase-1 (TIMP-1) Ratio	Protein Combination	The ratio of MMP-8 over TIMP-1 was able to differentiate periodontitis and control in smoker and non-smoker groups (AUC: 0.698 and 0.817, respectively).		
MMP-8	Protein	Subjects with severe periodontitis showed significantly higher MMP-8 concentrations than the other 2 groups (p <0.001).	IFMA, ELISA and Luminex	Periodontal disease (PD) with no loss of bone tissue (n = 303), PD with horizontal loss of bone tissue greater than one-third of root length in <30% of sites (n = 89), and severe periodontitis with horizontal bone loss greater than one-third of the root length in >30% of the sites (n = 49).
Interleukin-1β (IL-1β)	Protein	Subjects with severe periodontitis showed significantly higher IL-1β concentrations than the other 2 groups (p <0.001).		
MMP-8/TIMP-1	Protein Combination	The MMP-8/TIMP-1 ratio was significantly higher in severe periodontitis group (p <0.001).		
Interleukin-1β (IL-1β)	Protein	Salivary levels of IL-1β were significantly higher in chronic adult periodontitis subjects compared with healthy (AUC: 0.95 p <0.0001).	ELISA and Luminex	Chronic periodontitis group included participants that had five qualifying sites in two quadrants with each site having PPD ≥5 mm, CAL of ≥3 mm, and BOP score of ≥2 (n = 50). Healthy participants enrolled had BOP in less than 10% of sites, PPD of ≥5 mm in <2% of sites, no PPD ≥6 mm, and CAL of >2 mm in <1% of sites (n = 30) .
Interleukin-6 (IL-6)	Protein	Salivary levels of IL-6 were significantly higher in chronic adult periodontitis subjects compared with healthy (AUC: 0.95 p <0.0001).		
MMP-8	Protein	Salivary levels of MMP-8 were significantly higher in chronic adult periodontitis subjects compared with healthy (AUC: 0.92 p <0.0001).		

IL-1β + IL-6 + MMP-8	Protein Combination	Using the panel of three biomarkers in combination, IL-1β + IL-6 + MMP-8 were able to distinguish periodontitis from health with high discriminatory capability (AUC: 0.984; sensitivity: 0.94; specificity: 0.966).		
Matrix metalloproteinase-9 (MMP-9)	Protein	Significantly higher levels of both MMP-9 and TIMP-1 were seen in CP subjects compared with HC (p <0.001 and 0.010 respectively). When used in combination, significance was also shown between the two groups (p <0.001).	ELISA and Polymerase chain reaction-restriction fragment length polymorphism (PCR-RFLP)	Chronic periodontitis (CP) subjects had at least four tooth sites with PD ≥4 mm and CAL ≥2 mm, and radiographic evidence of bone loss of >2 mm (n – 69) . Healthy control (HC) subjects had no sites of PPD >3 mm and no more that 10% sites BOP (n – 54).
TIMP-1	Protein			
MMP-9/TIMP-1 Ratio	Protein Combination			
MMP-9-1562C/T	Gene Promoter Polymorphism	Results found that there was no association between the different MMP-9 genotypes and chronic periodontitis. Also, the gene promoter polymorphism was not associated with different levels of anlyzed salivary biomarkers (p >0.05).		
S100 proteins (S100A6,A8,A9)	Protein	The average fold change of S100A6, S100A8, and S100A9 between pre- and post-treatment samples was 1.64, 2.31, and 1.99, respectively.	2D sodium dodecyl sulphate polyacrylamide gel (SDS-PAGE)	The criteria for inclusion were at least two PPD of ≥5 mm, at least 50% of teeth showing PPD of ≥3 mm and 10% BOP (n – 9). Saliva samples were collected before and after periodontal treatment from each individual.

Diagnóstico rápido no local de atendimento para a doença periodontal:

As novas tecnologias, como o "lab-on-a-chip" e os dispositivos microfluídicos, têm potencial para gerir fluidos orais complexos, como a saliva e o fluido crevicular gengival, e para determinar o perfil de risco da doença periodontal de um doente, a atividade atual da doença e a resposta às intervenções terapêuticas. Esta abordagem deverá acelerar a tomada de decisões clínicas e a monitorização da progressão da doença episódica numa doença infecciosa crónica como a periodontite.

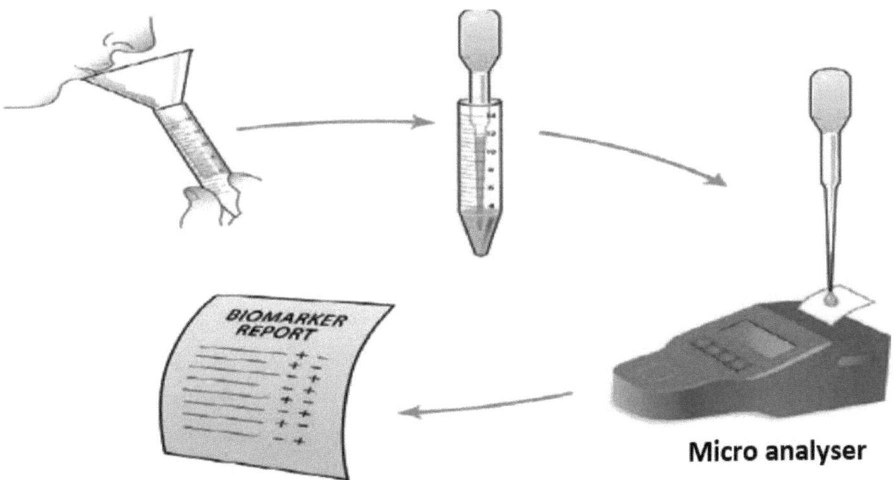

Estratégia para amostragem e análise de fluidos orais com um dispositivo rápido de ponto de atendimento ou de laboratório num chip para a geração de um relatório de biomarcadores de doença periodontal.

CAPÍTULO 10

CONTROLO DOS NÍVEIS HORMONAIS[110] :

As hormonas presentes na saliva podem ser atribuídas arbitrariamente a várias categorias com base na sua origem.

As várias hormonas presentes são discutidas abaixo:

Hormonas gastrointestinais:

1. Insulina:

A insulina é produzida pelas células P pancreáticas dos ilhéus de Langerhans e controla o metabolismo dos lípidos e dos hidratos de carbono. Os níveis de insulina salivar não são significativos na saliva em comparação com o sangue, apesar de serem elevados imediatamente após o consumo de alimentos (Messenger et al, 2003). A insulina salivar é um ultrafiltrado da que circula no sangue. Tanto a insulina imunorreactiva como o ARNm da insulina foram encontrados nas glândulas salivares de ratinhos (Kerr et al, 1995) e de ratos (Taouis et al, 1995). A secreção de insulina imunorreactiva das glândulas salivares de ratinho é sensível a alterações nas concentrações de glicose (Shubnikova et al, 1984). A expressão do recetor de insulina, do substrato 1 do recetor de insulina e do substrato 2 do recetor de insulina foi demonstrada em TRCs murinos (Baquero & Gilbertson, 2011).

2. Glucagon

A função da hormona glucagon regula os níveis de glucose no sangue. A imunorreactividade semelhante ao glucagon foi previamente descrita em glândulas salivares de ratos e de seres humanos (Bhathena et al, 1977; De Matteis et al, 2002; Lawrence et al, 1976; Lawrence et al, 1977; Perez-Castillo & Blazquez, 1980; Smith et al, 1979) e o mRNA pré-proglucagon foi expresso em glândulas submandibulares de ratos adultos (Egea et al, 2003). Elson et al demonstraram que o glucagon no epitélio gustativo do rato aumenta a capacidade de resposta ao sabor doce através de acções locais (Elson et al, 2010).

3. CCK

A CCK é produzida pelas células L do intestino delgado, induzindo a libertação de enzimas do pâncreas e de bílis da vesícula biliar. A CCK é expressa num subconjunto de TRCs, e pode desempenhar um papel de sinalização no botão gustativo.

6. **VIP**

O VIP é uma hormona intestinal que modula a pressão sanguínea, induz o relaxamento do trato gastrointestinal e inibe a secreção de ácido gástrico. A expressão de VIP foi identificada nas células gustativas do rato, do hamster e da carpa, bem como nos seres humanos (Herness, 1989; Kusakabe et al, 1998; Witt, 1995).

7. **Grelina**

A hormona orexigénica grelina é produzida no estômago dos seres humanos e dos roedores. A grelina estimula a contratilidade gástrica e a secreção ácida no trato gastrointestinal. Groschl et al demonstraram que a grelina e ambas as isoformas do recetor são produzidas pelas glândulas salivares humanas. A concentração de grelina encontrada no FGC foi aproximadamente 500 vezes superior à detectada na saliva (Ohta et al, 2011). A grelina desempenha um papel modulador local na determinação da sinalização e da função do botão gustativo, sugerindo um novo mecanismo para a modulação das modalidades dos sabores salgado e azedo.

8. **Obestatina**

A obestatina é outra hormona codificada pelo gene da grelina (Zhang et al, 2005). Os níveis salivares de grelina e de obestatina estão correlacionados com os níveis sanguíneos dos doentes, e ambos eram mais elevados nos doentes com epilepsia (Dag et al, 2010).

ADIPOKINES:

1. Leptina

A leptina, libertada principalmente pelos adipócitos, inibe a ingestão de alimentos (FI) e aumenta o gasto energético através da interação. A leptina também é produzida, armazenada e secretada pelas glândulas salivares e é expressa na mucosa oral (De Matteis et al, 2002; Groschl et al, 2001; Randeva et al, 2003). O papel fisiológico da leptina salivar como fator de crescimento para a proliferação de queratinócitos na cavidade oral também foi documentado. A administração de leptina a ratos suprimiu as respostas dos nervos gustativos periféricos (corda do tímpano e glossofaríngeo) a substâncias doces (sacarose e sacarina) sem afetar as respostas a substâncias ácidas, salgadas e amargas.

2. Adiponectina

A adiponectina é segregada pelo tecido adiposo e apresenta propriedades de sensibilização à insulina, anti-inflamatórias e anti-aterogénicas. A adiponectina é investigada em amostras de biópsia de glândulas salivares menores obtidas de pacientes com síndrome de Sjogren (SS).

Neuropeptídeos

1. Galanina

O neuropeptídeo galanina está amplamente distribuído no SNC e no sistema nervoso periférico e é expresso em muitas regiões do cérebro. A galanina está envolvida na regulação da FI, da memória, das funções neuroendócrinas, da secreção intestinal e da motilidade.

2. OXT

A hormona OXT, conhecida pelo seu papel na reprodução sexual, é produzida por neurónios magnocelulares na glândula pituitária posterior. A OXTR é expressa nas células gliais e na sua periferia. Cumulativamente, a OXT pode modular a modalidade do gosto doce.

3. Nesfatina-1

A nesfatina-1 é uma hormona peptídica recentemente descoberta que está envolvida nas funções de controlo do apetite. A nesfatina-1 está presente na saliva humana e é sintetizada nas partes estriadas e interlobulares da glândula salivar. As funções da nesfatina-1 salivar ainda não foram caracterizadas.

FAMÍLIA PP FOLD

1. NPY

O NPY é um membro da família de péptidos PP-fold. É o peptídeo mais amplamente distribuído no sistema nervoso periférico e central. Estudos sugerem que os TRCs que expressam o recetor NPY-1 parecem ser um membro da família dos receptores doces. Os padrões de expressão sugerem que o NPY pode inibir a ativação das células que expressam o recetor doce. Ainda não existem dados disponíveis sobre a presença de NPY na saliva.

2. PYY

O PYY é libertado pelas células L-endócrinas no epitélio distal do intestino em resposta à quantidade de calorias ingeridas. Recentemente, Acosta et al demonstraram a presença de PYY3-36 na saliva de murinos e de humanos.

O PYY_{3-36} entra na cavidade oral a partir da corrente sanguínea. O aumento do PYY $salivar_{3-36}$ resultou numa redução significativa a longo prazo da ingestão de alimentos e do peso corporal.

MONITORIZAÇÃO DE MEDICAMENTOS[121,122,123,124]:

A saliva é utilizada para a deteção do consumo de drogas. Várias drogas, como a nicotina, a cocaína, as diazepinas e o etanol, estão a ser monitorizadas na saliva. A saliva contém apenas uma fração não ligada de drogas que se difundiu a partir do sangue, pelo que a sua disponibilidade e presença na saliva é idêntica à do sangue.

O tabagismo ativo e passivo é confirmado pela presença de nicotina e de níveis de cotinina na saliva. A avaliação da metanfetamina, da cocaína e da 3,4-metildioximetanfetamina na saliva ajuda a detetar o consumo de drogas ilícitas.

FORENSIC[125,126]:

A análise salivar tem sido amplamente utilizada para fins forenses. As amostras salivares podem ser facilmente obtidas a partir de copos, cigarros, produtos alimentares, envelopes e outras fontes. Os antigénios do grupo sanguíneo na saliva podem ser utilizados para a identificação de suspeitos de crimes e para processos judiciais de paternidade.

Os testes de ADN podem ser efectuados a partir de amostras de saliva, uma vez que esta é estável no estado seco. O perfil genético da saliva pode ser útil em casos de abuso e assédio sexual. O ADN estranho tende a estar presente na saliva da vítima durante 60 minutos, constituindo uma prova forense valiosa.

CONCLUSÃO:

Os diagnósticos salivares podem alterar drasticamente a prática clínica, introduzindo testes no local de prestação de cuidados e a vigilância de doenças em tempo real:

- Facilidade de recolha;
- Eliminação do medo comum de seringas
- Custos mais baixos para a recolha de amostras; e
- Redução dos riscos de lesões percutâneas.

O consultório dentário pode ser um cenário primário para a implementação de testes baseados em fluidos orais para o rastreio do cancro da mama ou para a monitorização de medicamentos, em vez de várias condições orais (por exemplo, cáries dentárias e doença periodontal); monitorização de tratamentos/resultados; aplicações de exposição ambiental; e monitorização domiciliária de doenças, tratamentos e acontecimentos adversos (por exemplo, alterações químicas ou metabólicas). Isto aumentaria a sensibilização para o papel primordial da saúde oral na saúde geral e poderia dissipar os receios dos pacientes quanto à razão pela qual o seu dentista está a realizar testes salivares para doenças sistémicas.

Assim, o diagnóstico da saliva está a ganhar importância devido ao papel importante destes biomarcadores em várias doenças, ajudando assim no diagnóstico e na prevenção.

REFERÊNCIAS:

1. Potenciais aplicações da saliva humana como fluido de diagnóstico.M. Castagnola, P.M. Picciotti, I. Messana, C. Fanali, A. Fiorita, T. Cabras, L. Calôl, E. Pisano, G.C. Passali, F. lavarone, G. Paludetti, E. Scarano.Ata Otorhinolaryngol Ital 2011;31:347-357.

2. Edgar WM. *Saliva: sua secreção, composição e funções...*Br Dent J 1992;172:305-12.

3. Saliva: Michael Dodds, equipa BDJ, www.nature.com/BDJTeam.e

4. Michael P. Saliva as an aid in the detection ofdiathetic diseases. Dent Diag 1901;7: 105-110.

5. Kirk EC. A saliva como um índice de metabolismo defeituoso. Dent Diag 1903;9;1126-38.

6. Saliva: Um meio potencial para o diagnóstico e monitorização de doenças.Jingyi Liu, Yixiang Duan. Oral Oncology 48 (2012) 569-577.

7. Saliva: um biofluido emergente para a deteção precoce de doenças. Yu-Hsiang Lee,David T. Wong.Am J Dent. 2009 August ; 22(4): 241-248.

8. Biomarcadores salivares: Toward Future Clinical and Diagnostic Utilities.Janice M. Yoshizawa,a Christopher A. Schafer,a Jason J. Schafer,b James J. Farrell,c Bruce J. Paster,d,e David T. W. Wonga. Revisões de Microbiologia Clínica p. 781-791. outubro de 2013 Volume 26 Número 4.

9. Bowen,R. (2002). Salivary Glands and Saliva (Glândulas Salivares e Saliva). Universidade do Estado do Colorado. Recuperado em 13 de outubro de 2009.

10. Snell, S.R. (2003). Clinical Anatomy (7ª ed.). Lippincott Williams & Wilkins.

11. Edgar, W.M. (2004). Saliva e Saúde Oral (3ª ed.). British Dental Journal, Londres, Grã-Bretanha.

12. Young JA, Van Lennep EW (1978). O processo de secreção de produtos orgânicos. In: A morfologia das glândulas salivares. Londres, Reino Unido: Academic Press, pp. 124-144

13. Baum BJ, Dai Y, Hiramatsu Y, Horn VJ, Ambudkar IS (1993).Mecanismos de sinalização que regulam a formação de saliva. *Crit Rev.Oral Biol Med* 4:379384.

14. Bullock,J.(2007). NMS Physiology (National Medical Series for Independent Study) (12ª ed.). Lippincott Williams & Wilkins.

15. Fejerskov,O., & Kidd, E. (2003). Cárie Dentária: The Disease and its Clinical Management (1ª ed.). Oxford: Wiley-Blackwell.

16. Mese, H., & Matsuo, R. (2007). Salivary secretion, taste and hyposalivation (secreção salivar, paladar e hipossalivação). *J Oral Rehabil, 34*(10), 711-723.

17. Fejerskov,O., & Kidd, E. (2003). Cárie Dentária: The Disease and its Clinical Management (1ª ed.). Oxford: Wiley-Blackwell.

18. Grant DA, Stern IB, Listgarten MA, editores. Saliva. In: Periodontics. 6ª ed.St Louis: CV Mosby; 1988. p.135-46.

19. As aplicações de diagnóstico da saliva - uma revisão: Eliaz Kaufman*, Ira B. Lamster.*Crit Rev Oral BiolMed.13(2):197-212 (2002).*

20. Young, J. A., & Schneyer, C. A. (1981). Composition of saliva in mammalia. Aust J Exp Biol Med Sci, 59(1), 1-53.

21. Humphrey SP, Willianmson RT.Uma revisão da saliva: Composição normal, fluxo e função. J Prosthetic Dent.2001;85:162-169.

22. Screebny LM, Valdini A. Xerostomia. Um sintoma negligenciado. Arch Intern.Med 1987:147:1333-7.

23. Dawes C. Rhythms in salivary flow rate and composition (Ritmos no fluxo e composição salivar). Int J Chronobiol1974;2:253-79.

24. Rudney JD. A variabilidade nas concentrações de proteínas salivares influencia a ecologia microbiana oral e a saúde oral? Crit Rev Oral Biol Med1995;6:343-67.

25. Moss S. Clinical implications of recent advances in salivary research (Implicações clínicas dos recentes avanços na investigação salivar). JEsthet Dent 1995;7:197-203.

26. Veerman EC, van den Keybus PA, Vissink A, Nieuw Amerongen AV.Human glandular salivas: their separate collection and analysis. Eur J OralSci 1996;104:346-52.

27. Pijpe J, Kalk WWI, Bootsma H, Spijkervet FKL, Kallenberg CGM, Vissink A. Progressão da disfunção das glândulas salivares em doentes com síndrome de Sjogren. Ann Rheum Dis 2007:66: 107-112.

28. Diagnóstico Salivar. Editado por David T wong. Wiley-Blackwell.2nd edition, 2009.

29. Burlage FR,Pjipe J, Coppes RP.Variabilidade do caudal na recolha de saliva parotídea humana estimulada.Eur J Oral sciences 2005;113(5):386-90.

30. Navazesh M. Methods for collecting saliva.Ann N Y Acad Sci 1993;69:72-7.

31. Jongerius PH, van Limbeek J, Rotteveel JJ. Avaliação da taxa de fluxo salivar e da composição da saliva submandibular humana estimulada. Arch oral biology 1979;24(6):433-7.

32. Schneyer L. Method for the collection of submandibular and sublingual salivas in man.J dent Res 1955;34:257-61.

33. Henriques BL, Chauncey HH.A modified method for the collection of human submaxillary and Sublingual saliva.Oral Surg Oral Med Oral Pathology.1961;14:112-9.

34. Wolff A, Begleiter A, Moskona D.A novel system of human Submandibular /SL saliva collection. J den Res 1997;76(11):1782-6.

35. Veerman EC, van den keybus PA,Vissink A, Nieuw Amerogen AV.Salivas glandulares humanas: A sua recolha e análise separadas.Eur J Oral Sci 1996;104(4):36-52.

36. Biomarcadores salivares: Toward Future Clinical and Diagnostic Utilities; Janice M. Yoshizawa,a Christopher A. Schafer,a Jason J. Schafer,b James J. Farrell,c Bruce J. Paster,d,e David T. W. Wonga. Clinical Microbiology Reviews p. 781-791. outubro de 2013 Volume 26 Número 4 Microbiologia Clínica.

37. Diagnóstico salivar: melhorar a deteção de doenças e tornar a medicina melhor. Dr. David T. Wong. European Journal of Dental Education ISSN 13965883.

38. Diagnósticos salivares: Uma breve revisão. Narasimhan Malathi, Sabesan Mythili e Hannah R. Vasanthi. ISRN Dentistry.Volume 2014, Artigo ID 158786, 8 páginas.

39. Saliva como fluido de diagnóstico.Daniel Malamud e Isaac R. Rodriguez-Chavez.Dent Clin North Am. 2011 janeiro ; 55(1): 159-178. doi:10.1016/j.cden.2010.08.004.

40. Musumeci V, Zappacosta B, Zuppi C, Bizzi G, Di Salvo S, Sacchi A, et al. Tissue plasminogen activator in saliva of hypertensives treated with angiotensin converting enzyme inhibitors or calcium antagonists. J Hypertens Suppl. 1993; 11:S350-1. [PubMed: 8158418]

41. Christodoulides N, Mohanty S, Miller CS, Langub MC, Floriano PN, Dharshan P, et al. Application of microchip assay system for the measurement of C-reactive protein in human saliva. Lab Chip. 2005; 5:261 9. [PubMed: 15726202]

42. Mirzaii-Dizgah I, Jafari-Sabet M. Unstimulated whole saliva creatine phosphokinase in acute myocardial infarction. Oral Dis. 2011; 17:597-600. [PubMed: 21635668]

43. Dillon MC, Opris DC, Kopanczyk R, Lickliter J, Cornwell HN, Bridges EG, et al. Deteção de homocisteína e proteína C-reactiva na saliva de adultos saudáveis: comparação com os níveis sanguíneos. Biomark Insights. 2010; 5:5761. [PubMed: 20703322]

44. Miller CS, Foley JD, Bailey AL, Campbell CL, Humphries RL, Christodoulides N, et al. Current developments in salivary diagnostics. Biomarkers in Medicine. 2010; 4:1-18. [PubMed: 20387300]

45. Floriano PN, Christodoulides N, Miller CS, Ebersole JL, Spertus J, Rose BG, et al. Utilização de testes de nano-biochip baseados na saliva para deteção de enfarte agudo do miocárdio no local de

tratamento: Um estudo de viabilidade. Clin Chem. 2009; 55:1530-8. [PubMed: 19556448]

46. Qvarnstrom M, Janket S, Jones JA, et al. Lisozima salivar e hipertensão prevalente. J DentRes 2008;87(5):480-484, [PubMed: 18434581]

47. Fluidos orais que detectam biomarcadores de doenças cardiovasculares Joseph D. Foley III, M.D.*, J. Darrell Sneed, M.D.*, Steven R Steinhubl, M.D.J, Justin Kolasa, B.S.f, Jeffrey L. Ebersole, Ph.D.f, Yushun Lin, Ph.D.§, Richard J. Kryscio, Ph.D.§, John T.McDevitt, Ph.D.§, Charles L. Campbell, M.D.*, e Craig S. Miller, D.M.D., M.S.f.Oral Surg Oral Med Oral Pathol Oral Radiol. 2012 August ; 114(2): 207-214.

48. Walt DR, Blicharz TM, Hayman RB, et al. Microsensor arrays for saliva diagnostics. Ann N Y Acad Sci 2007;1098:389-400. [PubMed: 17435144]

49. Arregger AL, Cardoso EM, Tumilasci O, et al. Valor diagnóstico do cortisol salivar na doença renal terminal. Steroids 2008;73(1):77-82. [PubMed: 17945323]

50. Blicharz TM, Rissin DM, Bowden M, et al. Use of colorimetric test strips for monitoring the effect of hemodialysis on salivary nitrite and uric acid in patients with end-stage renal disease: a proof ofprinciple. Clin Chem 2008;54(9):1473-1480. [PubMed: 18676588].

51. Hegde MN, Nireeksha, Shetty S (2016) A saliva como biomarcador da proteína de choque térmico na doença renal crónica. J Interdiscipl Med Dent Sci 4: 195. doi:10.4172/2376-032X.1000195

52. Rao PV, Reddy AP, Lu X, et al. Identificação proteómica de biomarcadores salivares da diabetes tipo 2.J Proteome Res 2009;8(1):239-245. [PubMed: 19118452]

53. Descoberta de biomarcadores salivares para a diabetes mellitus tipo 2 com base na literatura. Mythily Srinivasan, Corinne Blackburn, Mohamed Mohamed, A.V. Sivagami e Janice Blum. Biomarker Insights 2015:10 39-45 doi: 10.4137/BMIMI.S22177.

54. Samal B, Sun Y, Stearns G, Xie C, Suggs S, McNiece I (fevereiro de 1994). "Clonagem e caraterização do cDNA que codifica um novo fator de reforço das colónias de células pré-B humanas". Mol. Cell. Biol. 14 (2): 1431-7. PMC 358498. PMID 8289818.

55. Níveis salivares e séricos de malondialdeído na diabetes mellitus tipo 2 com cárie dentária Mithra. N. Hegde , Nireeksha Shetty , Preethesh Shetty .International Journal of Dental Research, 3 (2) (2015) 21-23.

56. Estimativa de Biomarcadores Salivares e Séricos em Pacientes Diabéticos e Não Diabéticos - Um Estudo Comparativo.Journal of Clinical and Diagnostic Research. 2016 Jun, Vol-10(6): ZC56-ZC61

57. O. J. Bergmann, "The demonstration of candidal pseudohyphae in salivary smears as amethod of early diagnosis of oral candidiasis in patients with acute myeloid leukemia," *Oral Microbiology and Immunology,* vol. 11, no. 5, pp. 362-364, 1996. 5, pp. 362-364, 1996.

58. G.Liguori,A.Lucariello,G. Colella, A. deLuca, andP.Marinelli, "Rapid identification of Candida species in oral rinse solutions by PCR," *Journal of Clinical Pathology,* vol. 60, no. 9, pp. 1035-1039, 2007.

59. Li C, Ha T, Ferguson DA Jr, Chi DS, Zhao R, Patel NR, *et al.* (1996). Um ensaio PCR recentemente desenvolvido de *H. pylori* em biopsia gástrica, saliva e fezes. A evidência de uma elevada prevalência de *H. pylori* na saliva apoia a transmissão oral. *Dig Dis Sci41:2142-2149.*

60. D. G. Silva, R. H. Stevens, J. M. B.Macedo et al., "Higher levels of salivary MUC5B and MUC7 in individuals with gastric diseases who harbor Helicobacter pylori," *Archives of Oral Biology,* vol. 54, no. 1, pp. 86-90, 2009.

61. S. Kabir, "Detection of helicobacter pylori DNA in feces and Saliva by polymerase chain reaction: a review," *Helicobacter,* vol.9, no. 2, pp. 115123, 2004.

62. Schultsz C, Qadri F, Hossain SA, Ahmed F, Ciznar I (1992). IgA específica de Shigella na saliva de crianças com disenteria bacilar...*FEMS Microbiol Immunol* 4:65-72.

63. Mendoza F, Baltazares M, Ramirez A, Sansores R, Nava A, Banales JL, *et al.* (1996). Deteção de actividades salivares e séricas de IgG e IgA anti-soros de pombos em pacientes com doença do pombo. *J Clin Lab Anal* 10:149-154.

64. Krook A, Fredlund H, Holmberg H (1986). Diagnóstico da pneumonia pneumocócica por deteção de antigénio na saliva. *Eur J Clin Microbiol* 5:639-642.

65. Schwartz BS, Ford DP, Childs JE, Rothman N, Thomas RJ (1991). Anti-tick saliva antibody: a biologic marker of tick exposure that is a risk fator for Lyme disease seropositivity. *Am J Epidemiol* 134:86-95.

66. Feldman M, Plancarte A, Sandoval M, Wilson M, Flisser A (1990). Comparação de dois ensaios (EIA e EITB) e duas amostras (saliva e soro) para o diagnóstico da neurocisticercose. *Trans R Soc Trop Med Hyg* 84:559-562.

67. S. Mittal,V. Bansal, S. Garg,G.Atreja, e S. Bansal, "The diagnostic role of Saliva-a review," *Journal of Clinical and Experimental.Dentistry,* vol. 3, no. 4, pp. e314-e320, 2011.

68. Bienenstock J, Befus AK, McDermott M (1980). Imunidade das mucosas.*Monogr Allergy* 16:1-18

69. Korsrud FR, Brandtzaeg P (1980). Quantitative immunohistochemistry of immunoglobulin-

and J-chain-producing cells in human parotid and submandibular salivary glands. Immunology 39:129-140.

70. Nair PNR, Schroeder HE (1986). Duct-associated lymphoid tissue(DALT) of minor salivary glands and mucosal immunity. *Immunology* 57:171-180.

71. Parry JV, Perry KR, Panday S, Mortimer PP (1989). Diagnóstico da hepatite A e B através da análise da saliva. *J Med Virol* 28:255-260.

72. Friedman MG (1982). Radioimunoensaio para a deteção de anticorpos IgA específicos de vírus na saliva. *J Immunol Meth* 54:203-211.

73. Brown DW, Ramsay ME, Richards AF, Miller E (1994). Diagnóstico salivar do sarampo: um estudo de casos notificados no Reino Unido, 1991-3. *BMJ* 308:1015-1017.

74. Jayashree S, Bhan MK, Kumar R, Raj P, Glass R, Bhandari N (1988).Serum and salivary antibodies as indicators of rotavirus infection in neonates. *J Infect Dis* 158:1117-1120.

75. Blackbourn DJ, Lennette ET, Ambroziak J, Mourich DV, Levy JA (1998). Deteção do herpesvírus humano 8 em secreções nasais e saliva. *J Infect Dis* 177:213-216.

76. Burke DS, Nisalak A, Johnson DE, Scott RM (1988). Um estudo prospetivo da infeção por dengue em Banguecoque. *Am J Trop Med* 38:172-180

77. Malamud D (1997). Teste de diagnóstico oral para a deteção de anticorpos contra o vírus da imunodeficiência humana-1: uma tecnologia cujo tempo chegou. *Am J Med* 102:9-14.

78. Matsuda S, Oka S, Honda M, Takebe Y, Takemori T (1993). Características dos anticorpos IgA contra o VIH-1 no soro e na saliva de indivíduos seropositivos para o VIH em diferentes fases clínicas. *Scand J Immunol* 38:428-434.

79. Cordeiro ML, Turpin CS, McAdams SA (1993). Um estudo comparativo da saliva e do fluido oral OraSure. *Ann NY Acad Sci* 694:330-331.

80. Hainaut P, Vahakangas K (1997). p53 as a sensor of carcinogenic exposures: mechanisms of p53 protein induction and lessons from p53 gene mutations. *Pathol Biol* 45:833-844.

81. Lubin R, Schlichtholz B, Teillaud JL, Garay E, Bussel A, Wild CP (1995). Anticorpos P53 em doentes com vários tipos de cancro: ensaio, identificação e caraterização. *Clin Cancer Aes1*:1463-1469

82. Bourhis J, Lubin R, Roche B, Koscielny S, Bosq J, Dubois I, *et al.* (1996). Analysis of p53 serum antibodies in patients with head and neck squamous cell carcinoma. *J Natl Cancer Inst* 88:1228-1233.

83. Azuma M, Kasai Y, Tamatani T, et al. Involvement of p53 mutation in the development of human salivary gland pleomorphic adenomas. Cancer Lett 1992;65(1):61-71. [PubMed: 1324786].

84. S. Warnakulasuriya, T. Soussi, R. Maher, N. Johnson, e M. Tavassoli, "Expression of p53 in oral squamous cell carcinoma is associated with the presence of IgG and IgA p53 autoantibodies in sera and saliva of the patients," *The Journal of Pathology,* vol.192, pp. 52-57, 2000.

85. Streckfus C, Bigler L, Tucci M, et al. Um estudo preliminar de CA15-3, c- erbB-2, recetor do fator de crescimento epidérmico, catepsina-D e p53 na saliva de mulheres com carcinoma da mama. Cancer Invest 2000;18(2):101-109. [PubMed: 10705871]

86. Streckfus C, Bigler L. A utilização de c-erbB-2 salivar solúvel para a deteção e acompanhamento pós-operatório do cancro da mama em mulheres: os resultados de um estudo de investigação translacional de cinco anos. Adv Dent Res 2005;18(1):17-24. [PubMed: 15998939]

87. Chen DX, Schwartz PE, Li FQ. Ensaios de CA 125 na saliva e no soro para deteção de tumores malignos do ovário. Obstet Gynecol 1990;75(4):701-704. [PubMed: 2179784]

88. Zhang L, Henson BS, Camargo PM, et al. O valor clínico dos biomarcadores salivares para a doença periodontal. Periodontol 2000 2009;51:25-37. [PubMed: 19878467]

89. L. Zhang, H. Xiao, H. Zhou et al., "Development of transcriptomic biomarker signature in human saliva to detect lung cancer", *Cellular and Molecular Life Sciences*, vol. 69,no. 19,pp. 3341-3350, 2012.

90. Y.-H. Lee, J. H. Kim,H.Zhou, B.W. Kim, andD. T.Wong, "Salivary transcriptomic biomarkers for detection of ovarian cancer: for serous papillary adenocarcinoma," *Journal of Molecular Medicine*, vol. 90, no. 4, pp. 427-434, 2012.

91. F. Agha-Hosseini, I. Mirzaii-Dizgah, and A. Rahimi, "Correlation of serum and salivary CA15-3 levels in patients with breast cancer," *Medicina Oral, Patologia Oral y Cirugia Bucal*, vol. 14,no. 10, pp. e521-e524, 2009.

92. C. Streckfus,L.Bigler, T. Dellinger, X. Dai, A. Kingman, andJ.T. Thigpen, "The presence of soluble c-erbB-2 in saliva and serum among women with breast carcinoma: a preliminary study," *Clinical Cancer Research,* vol. 6, no. 6, pp. 2363-2370, 2000.

93. Y.-Q.Huang, Y.-D.Li, G.-K.Li, Z. Jin, e J.Ma, "A avaliação dos níveis do fator de crescimento fibroblástico básico e do recetor 1 do fator de crescimento fibroblástico na saliva e no soro de pacientes com tumor da glândula salivar," *DNA and Cell Biology,* vol. 31, no. 4, pp. 520-523,2012.

94. N. Shiiki, S. Tokuyama, C. Sato et al., "Association between saliva PSA and serum PSA in conditions with prostate *adenocarcinoma," Biomarkers,* vol. 16, no. 6, pp. 498-503, 2011.

95. D. G. Bernabe, A. C. Tamae, G. I. Miyahara, M. L. Sundefeld, S. P. Oliveira, e E. R. Biasoli, "Aumento dos níveis de cortisol plasmático e salivar em pacientes com câncer oral e sua associação com o estádio clínico," *Journal of Clinical Pathology,* vol. 65, no. 10,pp. 934-939, 2012

96. S. R. Shetty, R. Chadha, S. Babu, S. Kumari, S. Bhat, e S. Achalli, "Salivary lactate dehydrogenase levels in oral leukoplakia and oral squamous cell carcinoma: a biochemical and clinicopathological study," *Journal of Cancer Research and Therapeutics,* vol. 8, no. 2, pp. S123-S125, 2012.

97. B. Rai, J. Kaur, R. Jacobs, e S. C. Anand, "Adenosine deaminase in saliva as a diagnostic marker of squamous cell carcinoma of tongue," *Clinical Oral Investigations,* vol. 15, no. 3, pp. 347-349, 2011.

98. Mizukawa N, Sugiyama K, Fukunaga J, Ueno T, Mishima K, Takagi S, *et al.* (1998). Defensin-1, um peptídeo detectado na saliva de pacientes com carcinoma de células escamosas oral. *Anticancer Res18*:4645-4649.

99. Schiodt M, Thorn J (1989). Critérios para o componente salivar da síndrome de Sjogren. Uma revisão. *Clin Exp Rheumatol* 7:119-122.

100. Daniels TE (1984). Biópsia das glândulas salivares labiais na síndrome de Sjogren. Avaliação como critério de diagnóstico em 362 casos suspeitos. *Arthritis Rheum* 27:147-156.

101. Tishler M, Yaron I, Shirazi I, Yaron M (1997). Saliva: uma ferramenta de diagnóstico adicional na síndrome de Sjogren. *Semin Arthritis Rheum* 27:173-179.

102. Ben-Aryeh H, Laor R, Szargel R, Gutman D, Naon H, Pascal M, *et al.* (1984). Saliva para monitorização de pacientes com perturbações afectivas primárias. *Isr J Med Sci* 20:197-201

103. Nahir AM, Szargel R, Scharf J, Ben-Aryeh H, Laufer D, Scharf Y(1987). Análise química da saliva total no síndroma de Sjogren. *Ann Rheum Dis* 46:654-657.

104. Swaak AJG, Visch LL, Zonneveld A (1988). Significado diagnóstico dos níveis salivares de b2-microglobulina na síndrome de Sjogren.*Clin Rheum* 7:2834.

105. Slomiany BL, Kosmala M, Nadziejko C, Murty VLN, Gwozdzinski K, Slomiany A, *et al.* (1986). Lipid composition and viscosity of parotid saliva in Sjogren's syndrome in man. *Arch OralBiol31*:699-702.

106. van der Reijden WA, van der Kwaak JS, Veerman EC, Nieuw Amerongen AV (1996). Análise da concentração e produção de constituintes salivares completos em pacientes com síndroma de Sjogren. *Eur J Oral Sci* 104:335-340.

107. Tishler M, Yaron I, Shirazi I, Levartovsky D, Yaron M (1999).Salivary and serum soluble

interleukin-2 recetor in primary Sjogren's syndrome. *Arch Oral Biol* 44:305-308.

108. Sreebny L, Zhu WX (1996a). Saliva total e o diagnóstico da síndrome de Sjogren: uma avaliação de pacientes que se queixam de boca seca e olhos secos. Parte 1: Teste de rastreio. *Gerodontologia* 13:35-43.

109. Sreebny L, Zhu WX (1996b). Whole saliva and the diagnosis of Sjogren's syndrome: an evaluation of patients who complain of dry mouth and dry eyes. Parte 2: Achados imunológicos. *Gerodontologia* 13:44-48.

110. Saliva e cárie dentária.M. Lenander-Lumikari*. V. Loimaranta. *Adv Dent Res* 14:40-47, dezembro, 2000

111. Kivela J, Parkkila S, Parkkila A-K, Leinonen J, Rajaniemi H (1999a). Salivary carbonic anhydrase isoenzyme VI. / *Physiol* 520:315-320.

112. Kivela J, Parkkila S, Parkkila A-K, Rajaniemi H (1999b). Uma baixa concentração da isoenzima VI da anidrase carbónica na saliva total está associada à prevalência de cáries. *Caries Res* 33:178-184.

113. Hay DI, Schluckebier SK, Moreno EC (1982). Estudos de diálise de equilíbrio e ultrafiltração da ligação de cálcio e fosfato por proteínas salivares humanas. Implicações para a supersaturação salivar no que respeita aos sais de fosfato de cálcio. *CalcifTissue Int* 34:531-538.

114. Lamkin MS, Oppenheim FG (1993). Características estruturais da função salivar. *Crit Rev Oral Biol Med* 4:251-259.

115. Gibbons RJ, Hay DI, Schlesinger DH (1991). A delimitação de um segmento de proteínas ricas em prolina ácida salivar adsorvida promove a adesão de *Streptococcus gordonii* a superfícies apáticas. *Infect Immun* 59:2948-2954.

116. Suscetibilidade à Cárie Dentária e as Proteínas Ricas em Prolina Salivares: Martin Levine. International Journal of Dentistry Volume 2011, Artigo ID 953412, 13 páginas.doi:10.1155/2011/953412.

117. Biomarcadores salivares para cárie dentária. XIAOLI GAO, SHAN JIANG, DAVID KOH & CHIN-YING STEPHEN HSU. Periodontologia 2000, Vol. 70, 2016, 128-141.

118. Horizontes emergentes do diagnóstico salivar para a doença periodontal L. Fuentes,M. Yakoband D. T. W. Wong.British dental journal volume 217 no. 10 nov 21 2014.

119. A saliva como ferramenta de diagnóstico da doença periodontal: estado atual e direcções futuras .william v. Giannobile, thomas beikler, janet s. Kinney,christoph a. Ramseier, thiago morelli & david t. Wong. Periodontologia 2000, vol. 50, 2009, 52-64

120. Hormonas metabólicas na saliva: origens e funçãoS. Zolotukhin. Oral Dis. 2013 April ; 19(3): 219-229. doi:10.1111/odi.12015.

121. O. H. Drummer, "Drug testing in oral fluid," *The Clinical Biochemist Reviews,* vol. 27, no. 3, pp. 147-159, 2006.

122. E. J. Cone e M. A. Huestis, "Interpretation of oral fluid tests for drugs of abuse," *Annals of the New York Academy of Sciences,* vol. 1098, pp. 51-103, 2007.

123. V. C. Figueiredo, M. Szklo, A. S. Szklo et al., "Determinants of salivary cotinine level: a population-based study in Brazil," *Revista de Saude Publica,* vol. 41, no. 6, pp. 954-962, 2007.

124. T. Guinan, M. Ronci, H. Kobus e N. H. Voelcker, "Rapid detection of illicit drugs in neat saliva using desorption/ionization on porous silicon," *Talanta*, vol. 99, pp. 791-798, 2012.

125. D. Sweet e D. Hildebrand, "Saliva from cheese bite yieldsDNA profile of burglar: a case report," *International Journal ofLegal Medicine,* vol. 112, no. 3, pp. 201-203, 1999.

126. N. Kamodyova, J. Durdiakova, P. Celec et al., "Prevalence andpersistence ofmaleDNAidentified in mixed saliva samples afterintense kissing," *Forensic Science International*, vol. 7, n.º 1, pp.124-128, 2013

127. Nidarsh Hegde, Suchetha Kumari N, Mithra N. Hegde, Prasanna Chandra M, Nireeksha : Peroxidação lipídica e níveis de vitamina C na saliva de pacientes orais pré-cancerosos - Um estudo in vitro. Jornal de Investigação de Ciências Farmacêuticas, Biológicas e Químicas, abril-junho de 2011, RJPBCS, Volume 2, Edição 2, Página N.º 13.

128. Mithra N. Hegde, Nidarsh D. Hegde, Sucheta Shetty, Anu Moany, Vinod R. Jathana: Correlação entre o nível de vitamina c e a cárie dentária - Um estudo clínico. JCAESOK, outubro de 2011, Vol.1, 2 Página No. 59-61

129. A Veena Shetty, Suchetha Kumari, Darshana, Geethashri A, Sneha N. : Influência do conteúdo antioxidante total da saliva na cárie dentária. NUJHS, Vol. 1, No. 1-3, setembro de 2011.

130. Nidarsh D. Hegde, Suchetha Kumari, Mithra N. Hegde, Mahesh Bekal, Priyanka Rajaram : Status do nível sérico de vitamina C e peroxidação lipídica em fumadores e não fumadores com cancro oral, RJPBCS, Jan. março 2012, Volume 3, Edição 1, página No. 170-175.

131. Mithra N. Hegde, Sucheta Kumari, Anu Moan, Vinod Jathanna : "Correlação entre o nível total de antioxidantes e a cárie dentária em pacientes adultos - Um estudo in vivo. JIDA, Vol.6, No.2, Feb.2012.

132. Mithra N. Hegde, Suchetha Kumari, Nidarsh Hegde, Shilpa Shetty, Nireeksha : "Avaliação do estado do óxido nítrico salivar em pacientes com cáries dentárias" Nitte University Journal of Health

Sciences, NUJHS, Vol.2, No.2, junho de 2012 Página No. 6-9.

133. Hegde Mithra N, Hegde Nidarsh D, Ashok Aparna, Shetty Shilpa "Salivary nitric oxide (NO2+NO3) as biomarker of dental caries in adults : An invivo study" International Research Journal of Pharmacy 2012,3(11)

134. Mithra N. Hegde, Darshana Devadiga, Chitharanjan Shetty, Aditya Shetty: Correlação entre a cárie dentária e a imunoglobulina salivar na população indiana adulta: um estudo in vivo. Journal of Restorative Dentistry/Vol.2, Issue1, Jan-abril de 2013.

135. Mithra N. Hegde, Suchetha Kumari, Nidarsh D. Hegde, Shilpa S. Shetty : Atividade da mieloperoxidase e da glutationa peroxidase da saliva e do soro em adultos com cáries dentárias: Um estudo comparativo. Jornal dos radicais livres e antioxidantes, Photon 139 (2013) 175-180

136. Nidarsh D. Hegde, Mithra N. Hegde, Shilpa S. Shetty, Suchetha Kumari: Avaliação dos antioxidantes totais salivares, da atividade da superóxido dismutase e dos níveis de glutatião em doentes com cancro oral. The Journal of Oral & Maxillofacial surgery, Photon 116(2013)150-166.

137. Mithra N. Hegde, Nidarsh D. Hegde, Aparna Ashok, Shilpa Shetty: Evaluation of total antioxidant capacity of saliva and serum in caries-free and caries active adults; An in vivo study. Indian J. Dent. Res. agosto de 2013, Volume 24, Edição 2, Página 164-167.

138. Mithra N. Hegde, Suchetha Kumari, Nidarsh D. Hegde e Shilpa S. Shetty: Relação entre os níveis salivares e séricos de vitamina C e a experiência de cárie dentária em adultos - Um estudo bioquímico. NUJHS, Vol. 3, No.4, Dec.2013, ISSN 2249-7110.

139. Mithra N. Hegde, Amit Malhotra, Nidarsh D. Hegde : pH salivar e capacidade tampão na infeção precoce e tardia pelo vírus da imunodeficiência humana. Jornal de Investigação Dentária novembro de 2013 / Vol.10/issue

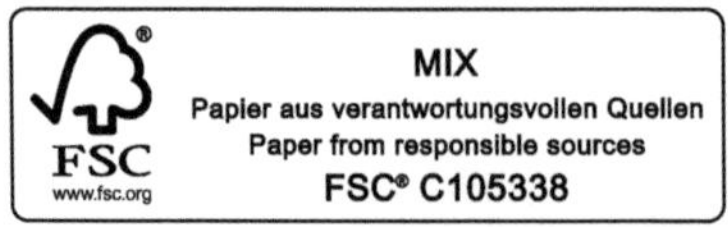

Printed by Books on Demand GmbH, Norderstedt / Germany